건강한 노후 생활을 위한

뇌졸중, 치매, 파킨슨병

바로 알기

생활건강수칙

최 선 아 지음

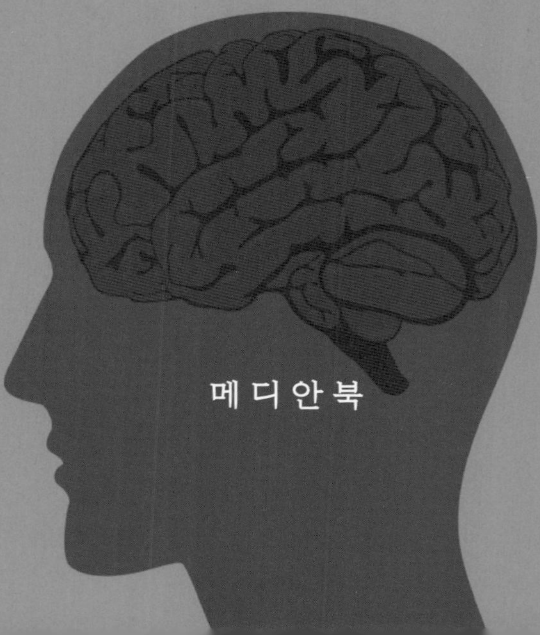

메 디 안 북

건강한 노후 생활을 위한

뇌졸중, 치매, 파킨슨병

바로 알기

생활건강수칙

초판 인쇄 : 2017년 6월 10일
초판 발행 : 2017년 6월 20일
2쇄 발행 : 2019년 8월 12일

저 자 : 최 선 아

발행인 : 김 용 덕

발행처 : 메디안북

편 집 : 최 수 정

등 록 : 제 2010-000051호

주 소 : 서울시 마포구 마포대로 63-8, 818호(도화동 삼창프라자빌딩)

전 화 : 02 - 732 - 4981

팩 스 : 02 - 711 - 4981

홈페이지 : www.mcbooks.co.kr

ISBN : 978-89-93340-65-5 03510

정 가 : 13,000원

머리말
Foreword

20년 이상 신경과를 내원하신 어르신들의 고통과 불편함을 경험해 보니, 의사가 약으로 해주는 것은 지극히 일부라는 결론을 얻게 되었습니다. 뇌졸중, 치매, 파킨슨병, 기타 노인성 질환을 보면서 병의 종류에 상관없이 누구나 반드시 지킨다면 병의 경과도 늦출 수 있고 병으로 인한 고통도 경감되며 몸의 컨디션도 상당히 호전되는 공통된 생활수칙이 있음을 알게 되었습니다. 병을 설명하고 그 질환을 이해하는 것도 중요하지만, 누구나 없기를 바라는 이러한 질병들을 예방하기 위해서, 일단 진단을 받았더라도 그 병의 경과를 늦추기 위해서, 또는 병과는 상관없이 건강하고 행복한 노후를 보내기 위해서라도 이 책에 나와있는 많은 생활의 팁들은 도움이 될 것입니다. 진료실에서 환자들에게 같은 얘기를 여러 번 해도 환자분들은 여전히 모르고 계시고 실천이 안 되는 것을 보면서 많은 답답함을 느꼈고, 매일 보는 가족들이 이러한 생활수칙을 챙겨 드릴 수 있으면 얼마나 좋을까, 병을 진단받은 환자나 건강한 노후를 기대하는 어르신들이 직접 자신이 공부해서 익힐 수 있다면 , 매일 궁금하면 펼쳐보고 반복하고 다시 익힐 수 있는 교재가 있다면 얼마나 좋을까 라는 생각으로 이 책을 펴내게 되었습니다. 이 책이 나오기까지 신경과 전문의로서 활동할 수 있도록 많은 도움을 주신 강남 세브란스 이명식 교수님, 신촌 세브란스 손영호 교수님, 이필휴교수님, 국민건강보험공단 일산병원 이준홍 교수님께 깊은 감사의 말씀을 드립니다. 항상 학문적으로 생활적으로 든든한 버팀목이 되어 준 남편과 부모님께 감사와 존경을 드립니다. 두 아이들의 응원도 큰 힘이 되었습니다. 신경과 의사로서 이 세상에서의 역할을 허락하신 하나님께 감사드립니다. 마지

막으로 심오한 의학적 지식을 바탕으로 일상에서의 간단한 생활 수칙을 실천하는 것이 치료에 도움이 될 수 있다는 영감을 주신 20여년간 제게 진료를 보셨던 많은 환자분들께 깊은 감사를 드립니다. 의사가 알고 있는 지식과 유용한 정보를 환자분들께 알려 드리고 싶어도 시간과 환경의 제약 때문에 전할 수 없었던 많은 내용들이 여기 이 책에 실려 있습니다. 간단하지만 매우 핵심적인 일어나 걷는 생활수칙을 환자분들, 보호자분들, 건강한 노후를 소망하는 많은 분들이 부디 실천하시는 계기가 되어 건강하고 행복한 생활을 하시면 좋겠습니다. 감사합니다.

2019년 여름

최 선 아

목 차
Contents

Chapter 1 / 뇌졸중, 치매, 파킨슨병의 이해와 예방

목 차
Contents

목 차
Contents

Chapter 3 / 뇌졸중, 치매, 파킨슨병의 의학적 치료

목 차
Contents

Chapter

1

뇌졸중, 치매, 파킨슨병의 이해와 예방

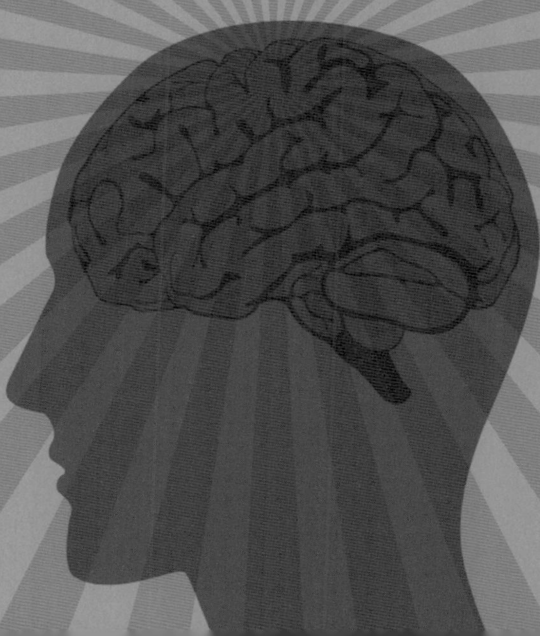

신경과는 뇌와 신경계의 많은 질병 상태를 치료하는 임상 의학의 전문 영역이다. 신경과 의사들이 진료하는 영역은 두통, 어지러움, 손발 저림, 떨림, 운동마비, 의식장애, 보행장애, 통증 등의 신경계 증세와 뇌졸중, 치매, 파킨슨병, 간질발작(뇌전증) 및 경련, 말초신경질환 등의 질병이다. 의학의 발전으로 평균 수명이 늘어나 백세시대를 바라보는 고령화 시대가 지금도 우리 옆에 한 발자국씩 다가오고 있다. 평균 수명이 늘어가면서 오래사는 것만큼이나 중요한, 건강하게 오래사는 문제는 많은 일반인들의 관심이 되고 있다. 신경과에서 치료하는 영역은 많은 부분이 노화와 관련이 있어 고령화 시대를 살아가고 있는 우리가 관심을 가져야 할 질병들의 영역이다. 신경과에서 다루는 질병들은 매우 다양하지만, 여기서는 어르신 나이에 흔하게 볼 수 있는 뇌졸중, 치매, 파킨슨병으로 주요 뇌질환을 압축하여 설명하려고 한다. 뇌질환을 이 세가지 질병으로만 압축한다면 많은 중요 질병을 포함하지 않는 내용이 될 것이다. 그러나, 중요한 질병을 전부 소개한다면 환자들에게 산만한 지식이 되어 실제적인 도움이 되지 못할 것 같다. 따라서, 흔히 볼 수 있고 사회적으로 큰 이슈가 되고 있는 뇌졸중, 치매, 파킨슨병으로 범위를 좁혀 소개하고자 한다.

1. 뇌졸중

1) 뇌졸중의 정의와 증세

뇌졸중은 크게 뇌출혈, 뇌경색으로 나눌 수 있다. 뇌경색은 뇌혈관이 막혀서 영양분과 산소를 공급하는 피가 뇌로 통하지 않는 상태를 말하고, 뇌출혈은 뇌혈관이 터져 출혈이 된 상태를 말한다. 뇌졸중은 갑자기 혈관에 문제가 생기는 질병이기 때문에 팔다리 마비와 언어장애, 피부감각 이상의 증세들이 몇 초안에 갑자기 오게 된다. 뇌졸중은 여러가지 증세로 나타날 수 있지만, 흔히 보는 대표적 증세는 다음과 같다.

- 갑자기 한쪽 얼굴, 팔, 다리에 멍멍한 느낌이 들거나 저린 느낌이 온다.
- 갑자기 입술이 한쪽으로 돌아간다.
- 갑자기 한쪽 팔다리에 마비가 오고 힘이 빠진다.
- 갑자기 눈이 안보인다.
- 갑자기 말이 어눌해지고, 상대방의 말이 이해가 가지 않으며 하고 싶은 말을 마음대로 할 수 없다.
- 갑자기 극심한 두통이 생기며 토한다.
- 갑자기 걸음걷기가 불편해진다.
- 갑자기 빙글빙글 돌고 중심을 잡을 수 없이 어지럽다.
- 갑자기 하나의 물건이 두개로 보인다.

위의 증세 외에도 더 다양하게 나타날 수 있지만, 뇌졸중의 이해를 돕

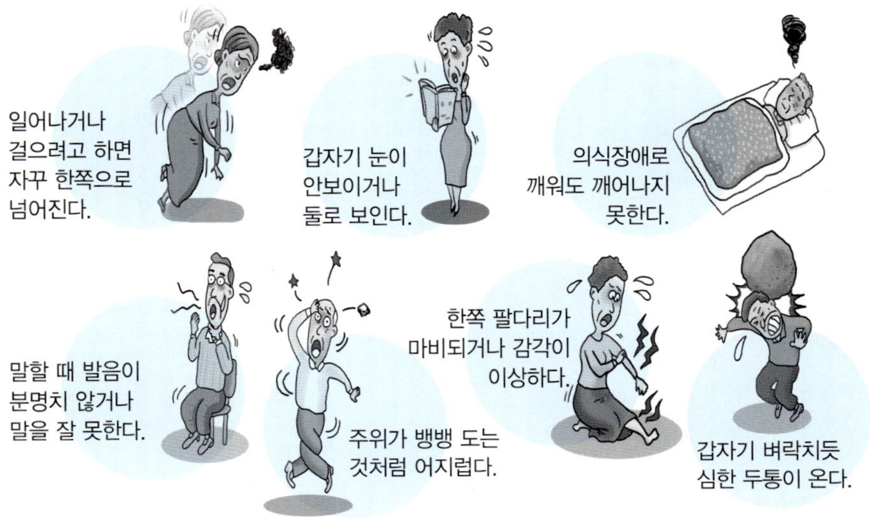
일어나거나
걸으려고 하면
자꾸 한쪽으로
넘어진다.
갑자기 눈이
안보이거나
둘로 보인다.
의식장애로
깨워도 깨어나지
못한다.
말할 때 발음이
분명치 않거나
말을 잘 못한다.
주위가 뱅뱅 도는
것처럼 어지럽다.
한쪽 팔다리가
마비되거나 감각이
이상하다.
갑자기 벼락치듯
심한 두통이 온다.

그림 1 **뇌혈관 질환(뇌경색, 뇌출혈)의 일반적 증세**

기 위해 비교적 흔하고 전형적인 증세를 우선 나열하였다. 이러한 증세가 보이면 빨리 병원에 내원하여 뇌졸중의 감별을 위해 의사의 진료를 받아야 한다. 물론, 이런 증세가 있어도 뇌졸중이 아닌 경우도 많으므로 미리 너무 지나친 불안감을 가질 필요는 없으며 의사의 진료를 받아 정확히 규명하는 것이 좋다.

2) 뇌졸중의 원인

뇌졸중의 원인으로는 노화, 고혈압, 당뇨, 심장병, 고지혈증, 비만, 흡연, 음주 등이 있다. 뇌졸중의 원인으로서의 노화란 뇌혈관과 뇌세포가 나이가 들어 퇴행성 변화를 경험하는 것을 말한다. 나이가 들어 피부에 주름이 생기듯이 뇌혈관 벽에 노폐물이 쌓여 동맥경화증이 진행하게 된다. 기타 다른 원인도 나이가 들어가면서 더 많이 생기기 때문에 뇌졸중은 나이가 많아 질수록 점점 더 자주 생기게 된다.

A) 고혈압

고혈압은 의학적으로 다양한 기준이 존재하지만 일반적으로 수축기 혈압이 140 mmHg, 확장기 혈압이 90 mmHg 이상인 경우를 말한다. 대부분의 고혈압이 뚜렷한 원인이 없으며 유전적 요인, 환경적 요인, 식습관 등이 함께 관여할 것으로 생각된다. 그러나, 신장혈관에 문제가 있거나 기타 원인이 있는 이차성 고혈압도 분명히 존재하므로 의사의 진찰이 중요하다. 젊었을 때 혈압이 정상이더라도 나이가 들어가면서 고혈압이 생길 수 있다. 일반적으로 뒷골이 뻐근하면 혈압이 올라간다고 믿는 경우가 많은데, 급격히 혈압이 오르면 머리가 아프고 어지럽지만 수개월 내지 수년에 걸쳐 서서히 혈압이 오른다면 증세가 없는 경우가 더 많다. 고혈압의 진단은 단 한번의 혈압측정으로 하지 않고 여러 차례 측정하여 평균 수치로 판단한다. 뛰거나 흥분할 때 긴장할 때 아플때는 우리 몸이 자동으로 교감신경계를 작동시키기 때문에 혈압이 평소보다 높아지게 된다. 혈압은 미국 심장협회가 권고하는 혈압 측정 방법이나 대한고혈압학회에서 제시한 진료지침에 따라 매우 세밀하고 정확하게 측정해야 한다(표 1). 하지만, 너무 전문적인 내용은 환자나 보호자가 실천하기 어렵다. 정확한 진단은 의사의 판단에 맡

표 1 **2013 대한 고혈압 학회 진료 지침. 혈압 측정 방법**

- 위팔 혈압계를 사용한다.
- 측정 시간

  아침: 기상 후 1시간 이내, 소변을 본 후, 아침 식사 전, 고혈압 약 복용 전, 앉은 자세에서 최소 1~2분 안정 후

  저녁: 잠자리에 들기 전, 앉은 자세에서 최소 1~2분 안정 후

  이외 측정이 필요하다고 판단된 특정한 경우
- 측정 빈도: 측정당 1~3회 측정
- 측정기간: 처음 진단할 때는 적어도 1주일 동안, 치료 추적 시에는 적어도 외래방문 직전 5~7일간

기고 가정에서 기본적인 측정을 하는 방법은 익혀놓아 정확한 혈압측정 기록을 의사에게 전달할 수 있도록 한다. 병원에 정기적으로 방문하는 환자라면 표 1과 같은 방법으로 최소 하루 1회 아침 또는 저녁에 측정하고 수축기 혈압/이완기 혈압/맥박수를 수첩에 기록해서 적어도 5일정도의 혈압측정치를 의사에게 보여준다. 더 많이 측정하고 기록한다면 보다 정확한 분석이 될 것이다.

고혈압으로 진단이 되면 반드시 혈압약을 복용해야 할까? 혈압약을 복용하면 부작용이 많지 않을까? 고혈압이 어떤 문제를 일으킬까? 등의 질문들을 진료실에서 자주 만나게 된다. 고혈압에 대해 많은 궁금증이 있겠으나 여기서는 저자가 진료실에서 흔히 만났던 질문에 대하여 설명하고자 한다. 자세한 내용을 더 알기 원하면 대한뇌졸중학회(http://www.stroke.or.kr), 대한고혈압학회(http://www.koreanhypertension.org) 홈페이지를 참조하면 도움이 될 것이다.

Q 고혈압으로 진단되면 반드시 혈압약을 복용해야 하나요?

A 의사가 고혈압으로 진단한 이후에 바로 혈압약을 들어가는 경우도 있고 6개월 정도 식이요법, 체중 감량을 시도해 본 후 목표 혈압치에 들어가지 못할 때 혈압약을 시작하기도 한다. 약을 시작하는 기준은 의사가 나이, 심혈관질환의 위험인자, 동반질환, 고혈압 합병증 유무 등의 위험도를 고려하여 결정한다. 일부 환자들은 혈압약을 한번 복용하면 끊을 수 없기 때문에 복용하지 않겠다고 얘기한다. 혈압약은 정신신경약물처럼 습관성이 있거나 의존성이 있는 약물이 아니므로 약물이 싫어 중단하고 싶으면 언제라도 중단할 수 있다. 다만, 환자가 가지고 있는 고혈압이 혈압약이 들어가면서 겨우 정상 혈압으로 잘 유지되었는데, 혈압약을 중간에 복용하지 않으면, 다시 원래대로 혈압이 오르게

된다. 혈압이 오르면 고혈압 합병증의 위험이 약을 전혀 먹지 않았을 때만큼 다시 높아진다. 이것은 혈압약을 복용하다가 중단해서 그 위험이 더 높아진 것이 아니라, 원래 혈압약을 복용하지 않았으면 계속 위험했을 상황이 혈압약 덕분에 잠시 안정되다가 약을 안먹으면 다시 위험해 지는 "원점으로 돌아가는"것을 말한다. 즉, 현재 혈압약을 복용하지 않아 다시 고혈압이 되었으므로 위험한 것이지 약 복용을 했던 사실 때문에 더 위험 해지는 것이 아니라는 얘기이다. 만약 혈압약을 처음부터 복용하지 않았다면 어땠을까? 고혈압 합병증의 위험은 훨씬 컸을 것이며 복용한 혈압약 덕분에 잠시나마 안정된 상태로 지낸 것이다. 이것을 잘못 이해해서 혈압약 복용하는 것을 독약이나 마약처럼 나쁘게 생각하는 것은 매우 위험한 생각이다. 혈압약이 위험한 것이 아니라 고혈압이 위험한 것임을 분명히 알아야 한다. 고혈압약을 한번 시작하면 중단할 수 없기 때문에 시작할 수 없다는 것은 고혈압 합병증의 위험이 있더라도 약을 복용하지 않겠다는 억지스러운 오해이다.

Q 혈압약을 복용하면 부작용이 많지 않습니까?

A 이 세상에 어떤 약물도 부작용이 전혀 없는 약물은 없다. 흔히 쉽게 복용하는 타이레놀도 아스피린도 일반 감기약도 약품 설명서에는 생명을 위협하는 매우 심한 부작용까지 명시되어 있다. 그래도 이러한 약물을 처방하고 복용하는 이유는 이런 부작용이 생길 확률이 매우 낮기 때문이다. 부작용이 일어나는 드문 확률 때문에 도움이 될 수 있는 약물을 아예 금기시 하는 것은 잘못이다. 혈압약도 마찬가지이다. 부작용으로 명시된 여러 증세들이 일부 소수에서 나타날 수 있으나 드물게 일어나는 현상이다. 만약 그러한 부작용이 나타날 경우 중단하거나 감량할 수 있기 때문에 혈압약을 복용하는 것이 잘못은 아니다. 약의 부

작용보다는 혈압약을 복용하지 않았을 때 고혈압이 합병증을 일으키는 것이 훨씬 위험하다. 다시말해, 약이 부작용을 일으킬 확률보다 고혈압이 합병증을 일으킬 확률이 훨씬 높다.

Q 고혈압이 어떤 문제를 일으키나요?

A 고혈압이 진단되었을 때 자각증세가 없는데도 혈압을 내리기 위해 체중감량도 하고 식이요법도 하고 약물을 복용하는 이유가 무엇일까? 고혈압은 수년, 수십년의 시간이 지나는 동안 혈관벽을 손상시키고 전신적으로 다양한 문제를 일으킨다. 대표적인 고혈압 합병증으로 5가지 장기 손상을 얘기 할 수 있는데 첫째, 중풍으로 알려져 있는 뇌졸중이다. 뇌졸중에 대해 예방을 원하면 반드시 높은 혈압을 낮추어야 한다. 그러기 위해서 혈압약이 필요한 경우에는 복용해야 하고 혈압약 복용은 수십년 후 뇌졸중의 위험을 낮출 수 있다. 둘째, 신장손상이다. 높은 혈압이 우리 몸의 노폐물을 배설하는 중요기관인 신장으로 가는 혈관을 손상시킬 수 있다. 몸의 균형을 유지하기 위해 신장은 건강하게 유지되어야 한다. 고혈압이 수십년간 조절되지 않아 신장으로 가는 혈관을 손상시킨다면 신장이 망가져 신장 투석을 해야할 수도 있다. 셋째, 고혈압이 심장에 과한 부담을 주어 심부전 및 심장혈관 질환, 심장비대 등 심혈관계 이상을 만들 수 있다. 넷째로, 눈으로 가는 혈관에 손상을 일으키고 망막에 변성을 일으켜 시각 장애를 일으킬 수 있다. 다섯째로, 고혈압이 잘 조절되지 않으면 팔다리로 가는 말초 혈관에 동맥경화증을 일으켜 혈액순환 장애를 일으킬 수 있다. 이러한 고혈압 합병증 때문에 중년에 발견된 고혈압은 운동으로, 식이요법으로, 약물로 반드시 정상 혈압으로 유지해야 한다. 운동이나 식이요법으로 혈압을 낮추는 것이 아마도 가장 자연스럽고 이상적인 치료일 것이다. 그러

나, 확고한 의지와 매일의 정확한 혈압측정 및 단 하루도 거르지 않는 운동과 식이요법이 과연 모든 사람에게 가능할까? 이것이 가장 좋은 치료임에도 불구하고 운동과 식이요법을 매일 실천한다는 긴장된 자세가 철저하게 유지되어야 해서 운동과 식이요법으로만 고혈압 치료에 성공하는 사람은 많지 않다. 그래서, 혈압약을 복용하면서 같이 노력하는 것이 더 효율적이다. 혈압을 정상으로 유지하는 것은 뇌졸중 예방에 매우 중요하며 이미 뇌졸중을 경험했더라도 재발 방지를 위해 매우 중요하다. 자세한 내용은 대한뇌졸중 학회(http://www.stroke.or.kr), 대한고혈압학회(http://www.koreanhypertension.org) 홈페이지를 참고하길 바란다.

B) 당뇨

정상인에서는 인슐린이라는 호르몬이 혈액 속에서 당을 엄격히 조절하고 있으나 당뇨 환자는 인슐린이 부족하거나 인슐린이 분비되어도 말초기관에서 제대로 작동을 하지 않아 혈당이 높아지게 된다. 당뇨 환자는 혈액 속에 당이 높아져 소변에서까지 당이 나오게 되는데 그래서 붙여진 이름이 당뇨병이다. 뇌졸중의 빈도는 당뇨 환자에서 2배정도 높으며 사망률 또한 높다. 당뇨 환자에게 동맥 경화증은 가장 흔하고 중요한 만성 합병증의 하나이다. 당뇨 환자는 식이요법이 철저히 되어야 하며 의사의 판단하에 약이 필요하다면 반드시 약을 복용하여 혈당을 정상 으로 유지해야 한다. 당뇨를 조절하는 것은 뇌졸중 예방에 매우 중요하다. 이미 뇌졸중을 경험했더라도 재발 방지를 위해 당을 정상으로 유지해야 한다. 당뇨에 대한 진단 및 치료는 각 개인의 상태에 따라 다양하게 적용되어야 하므로 주치의 의견에 따르는 것이 가장 정확하다. 당뇨환자는 식사습관을 잘 살펴보아 당이 많이 들어있는 음식을 지나치게 많이 먹지 않는지 살펴보아야 한다. 과일도 많이 먹으면 혈당이 올라가기 때문에 적절양을 섭취하도록 한다. 기름기가 없는 육류나 생선과 채소를 적정량을 갖추어 먹어 균형있는 식단이 되도록 한다. 같은 열량 섭취라도 규칙적으로 나누어 먹는 것이 한꺼번에 과식하는 것 보다는 혈당조절에 유리하다. 식사는 매일 일정한 시간에 먹고 일정한 간격을 두는 것이 좋다. 특히, 당뇨약을 복용하는 환자들이 반드시 숙지해야 하는 부분은 당뇨약은 일정한 식사가 늘 동일하게 들어온다고 가정하고 복용하는 것이므로 식사를 불규칙하게 하면 안된다는 점이다. 당뇨 환자는 먹고 싶은 것도 마음대로 못 먹지만, 먹기 싫어도 식사를 거르지 않아야 한다. 이미 당뇨약은 몸안에 들어온 상태이므로 식사를 거르면 저혈당증에 쉽게 빠지게 된다. 또, 식사를 하지 않았으므로 다른 음식물로 대신 허기를 채울 경우 – 대개 과자, 빵, 케이크일 가능성이 높은데 – 혈당이 과도하게 높아지는 일이 생길 수 있다. 일부 환자들이 저혈당증이 생긴 이유를 당뇨약의 잘못으로 생각하기도 하는데, 그것 보다는 식사를 일정하게 하지 않고 식사가 들어와야 할 순간에 밥맛이 없어서 바빠서 등등 이유로 식사를 거르기 때문일 경우가 많다. 당뇨환자가 당을 조절하고 뇌졸중을 예방하는 가장 확실한 방법은 당뇨환자에게 허용된 규칙적인 식사와 운동을 하면서 항상 시계처럼 정확하게 생활 하는 것이다. 더 자세한 내용은 대한뇌졸중학회(http://www.stroke.or.kr), 대한당뇨병학회(http://www.diabetes.or.kr) 홈페이지를 참고하길 바란다.

C) 심장병

심장질환은 특히 뇌경색의 중요한 원인이며 심장질환이 있을 경우 뇌졸중 발생 위험이 많게는 17배까지 높아질 수 있다. 심장질환 중 가장 흔한 뇌경색의 원인은 심방세동이라는 부정맥으로 심장이 불규칙하게 빨라지는 질병이다. 그외에도 심근경색, 심장 판막 질환, 심장근육 이상 등이 뇌경색을 일으킬 수 있다. 심근경색은 심장에 영양과 산소를 공급하는 관상동맥이 막혀 심장 근육 세포가 죽게되어 심장이 정상적으로 움직이 못하는 상태인데 이러한 심장안에 고인 혈액이 피떡 모양으로 떨어져 나가 뇌혈관을 막아 뇌졸중을 일으킬 수 있다. 심장판막 질환이 있거나 심장 판막 수술을 한 경우에는 뇌졸중의 위험이 더욱 높아지므로 뇌졸중 예방 약물의 강도를 높이기도 한다. 심장질환이 있는 경우는 주치의 판단하에 적절한 항응고제 및 항혈소판제를 사용해야 한다. 심장병에 대한 철저한 조절이 뇌졸중을 예방하고 재발을 방지해 준다. 자세한 내용은 대한뇌졸중학회(http://www.stroke.or.kr), 대한심장학회(http://www.circulation.or.kr) 홈페이지를 참고하길 바란다.

D) 고지혈증

혈액속의 지방질이 비정상적으로 높은 경우를 고지혈증이라고 하며 이것 자체만으로는 무증상일수 있다. 고지혈증의 지방질이 혈관벽에 침착되고 혈관손상을 일으키게 되면 동맥경화증을 일으켜 뇌졸중을 비롯한 전신의 혈관 병을 일으키게 된다. 고지혈증을 조절하는 방법은 식이요법과 체중감량을 우선으로 하되 이러한 노력을 하였는데도 혈액 검사상 고지혈증이 계속된다면 약물복용을 하게 된다. 고지혈증의 약물 복용 기준은 환자마다 가지고 있는 심혈관계 위험 인자, 동반질환, 검사 결과에 따라 다르므로 주치의의 의견에 따라 조절한다. 자세한 내용은 대한뇌졸중학회(http://www.stroke.or.kr), 한국지질동맥경화학회(http://www.lipid.or.kr) 홈페이지를 참고하길 바란다.

E) 흡연

담배를 피우면 담배속의 물질들이 머리로 가는 혈액량을 감소시킨다. 그 중 니코틴은 끊임없이 혈관을 수축시키는데, 이 상태가 지속되면 점점 혈관이 딱딱해지면서 계속 흠집이 남게되고 혈관 손상이 생긴다. 혈관손상이 된 자리는 콜레스테롤 같은 찌꺼기가 쉽게 달라붙고 점차 쌓여 동맥경화증을 일으켜 뇌혈관을 막아 뇌졸중을 일으킬 수 있다. 만약 모든 흡연자들이 금연한다면 뇌졸중 환자 4명 중 1명은 막을 수 있다. 흡연이 고혈압, 당뇨가 있는 환자의 뇌혈관 손상을 더욱 가속화시키므로 반드시 금연하는 것이 뇌졸중 예방에는 필수적이다. 뇌졸중을 예방하고 싶다면 금연을 하는 것이 뇌졸중 예방약을 복용하는 것보다 더 먼저 되어야 한다. 자세한 내용은 대한뇌졸중학회(http://www.stroke.or.kr) 홈페이지를 참고하길 바란다.

F) 음주

술은 영양가 없이 열량만 높기 때문에 영양부족과 비만을 유발하고 과량에서는 동맥경화증을 가속화 시킨다. 또, 어르신 환자들은 복용중인 약이 많은데, 알코올과 함께 복용하면 약물의 흡수에 영향을 미치기 때문에 치료 효과를 제대로 보지 못하는 경우도 많다. 하루 1–2잔의 포도주가 심혈관질환 및 치매를 예방한다는 연구가 있기는 하지만, 술의 종류에 따라 도움이 되는 적정량이 확실하지 않고 술은 1–2잔으로 끝나지 않는 경우가 많으며 그것과 함께 들어가는 안주는 비만 및 체중증가를 일으킬 위험이 크다. 또한, 과량의 음주는 분명히 뇌졸중의 위험 요인이다. 따라서, 음주는 의료인 사이에서도 다양한 의견이 존재할 수 있겠지만, 저자 개인적으로는 자유롭게 술을 마시는 것 보다는 주 1–2회 1–2잔 정도의 가벼운 음주로 유지하는 것을 권유한다. 절대 과량의 술이 들어가지 않도록, 정신을 잃거나 기억이 나지 않을 정도로 음주를 하지 않도록 각별한 노력이 필요하다. 불면증이 있다면 특히 저녁 늦게 술을 먹는 것은 수면을 방해하므로 주의 한다. 자세한 내용은 대한뇌졸중학회(http://www.stroke.or.kr) 홈페이지를 참고하길 바란다.

기타 다른 뇌졸중 원인도 다양하게 존재하지만, 여기서는 흔한 뇌졸중의 원인만 언급하고자 한다. 더 다양한 원인에 대하여 뇌졸중학회 홈페이지에서 자세히 설명되어 있다.

3) 뇌졸중의 진단

A) 뇌 전산화 단층 촬영(Computed Tomography; CT)

엑스선을 이용하여 뇌 안의 구조물을 단면으로 관찰하는 영상사진이다. 응급실에서 가장 빨리 시행할 수 있는 뇌촬영으로 뇌출혈이 잘 보이며 뇌졸중인 경우 너무 일찍 시행하면 잘 보이지 않을 수 있어 후에 다시 시행하는 경우도 많다. 뇌혈관을 직접 볼 수도 있어 매우 유용하다(그림 2).

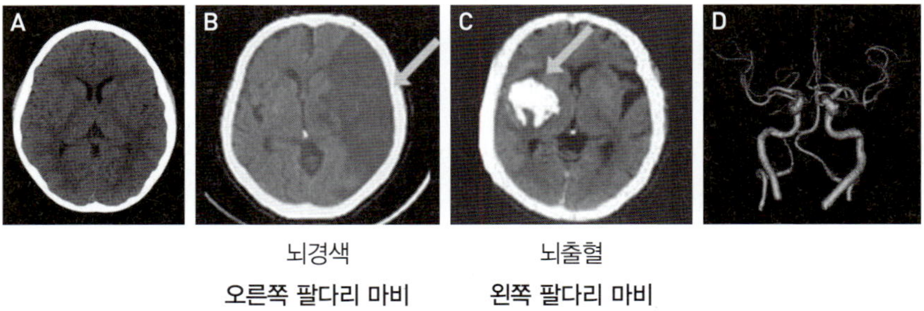

그림 2 **뇌 전산화 단층 촬영(CT)** A. 정상뇌, B. 왼쪽 대뇌동맥 폐쇄 뇌경색, C. 오른쪽 뇌혈관 파열 뇌출혈, D. 정상 뇌혈관

B) 뇌 자기공명 영상 촬영(Magnetic Resonance Imaging; MRI)

자기장을 이용하여 뇌 안의 구조물을 단면 또는 측면으로 관찰하여 컴퓨터 영상을 얻는 검사이다. CT보다 훨씬 자세하게 볼 수 있지만 시행하는데 시간이 많이 걸리고 환자가 오래 누워있어야 하기 때문에 환자를 선별하여 시행한다. 뇌혈관을 직접 볼 수 있어 환자 뇌 상태를 자세히 볼 수 있다(그림 3).

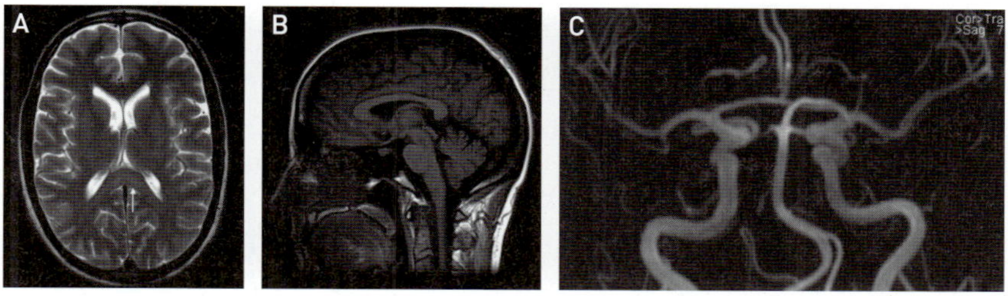

그림 3 **뇌 자기공명 영상촬영(MRI)** A. 정상뇌 단면, B. 정상뇌 측면, C. 정상 뇌혈관(MRA)

C) 경두개 도플러(Transcranial Doppler Ultrasonography; TCD) 검사 (뇌혈류 초음파검사)

뇌 내부에 존재하는 뇌혈관의 혈류 속도와 혈류의 흐름 모양을 초음파를 이용하여 간접적으로 영상을 얻는 검사이다. 뇌혈관을 직접볼 수 있는 CT나 MRI와는 달리 간접적인 그림자만 볼 수 있기 때문에 정확한 형태는 자세히 알 수 없으나 혈류의 흐름을 기능적으로 측정할 수 있어 매우 유용하다.

D) 경동맥 초음파(Carotid Duplex ultrasonography; CD)

목에서 머리 안으로 들어가는 뇌혈관을 형성하는 가장 큰 동맥이 경동맥인데, 경동맥 영상을 초음파를 사용하여 얻는 검사이다. 식생활이 서구화되면서 경동맥의 동맥경화증이 진행하여 혈관이 좁아지거나 막히는 서구형 뇌졸중 형태가 점점 증가하고 있다. 경동맥 초음파에서 경동맥이 심하게 좁아진 경우를 관찰한 경우 뇌졸중 예방을 위해 수술이나 스텐트 시술을 하기도 한다. 정기적으로 추적 검사하는 것이 중요하다.

E) 심초음파(Transthoracic echocardiography; TTE, Transesohageal echocardiography; TEE)

심장 판막이나 심장내부의 혈류 모습, 혈전 상태를 가슴 바깥쪽에서 초음파로 검사하거나 위내시경처럼 관을 식도에 넣어 초음파로 심장 내부의 영상을 얻는 검사이다. 뇌졸중을 일으키는 심장의 원인을 찾기 위해 시행한다.

F) 심전도(Electrocardigram; ECG), 24시간 홀터 검사(24hours holter monitoring)

부정맥은 뇌졸중의 흔한 원인으로 심장이 불규칙하게 뛰는 현상인데 뇌졸중 예방을 위해서나 뇌졸중이 발생했을 경우 심장의 원인을 찾기 위해 일회성 심전도 측정(ECG)을 하기도 하고 24시간 내내 심전도를 기록하는 기계(24시간 홀터 검사)를 몸에 부착하기도 한다.

G) 혈액검사

뇌졸중 원인으로 당뇨, 고지혈증, 기타 유전성 질환, 자가면역 질환, 고 호모시스테인증 등이 있는데 이런 병을 진단하기 위해 혈액검사를 시행한다.

4) 뇌졸중의 예방

많은 어르신들이 뇌졸중 예방에 좋은 음식이나 치료법을 듣기 원하지만, 의외로 특별한 비법이 존재한다기 보다 뇌졸중의 원인이 되는 여러 질환을 치료하는 것이 뇌졸중 예방의 첫 걸음이다. 뇌졸중을 예방하는 식단은 고혈압, 당뇨, 심장병, 고지혈증 등을 예방, 치료하는 식사를 그대로 실천하면 된다. 각각의 원인을 교정하고 약물 및 운동, 식이요법을 포함한 생활수칙을 지키는 것이 뇌졸중 예방이고 치료이다. 이미 뇌졸중을 경험했더라도 이러한 노력은 재발을 방지하는 치료가 된다.

A) 뇌졸중 예방을 위한 생활습관

① 일정하게 늘 동일한 시간에 잠자리에 들어 밤에 숙면을 취할 수 있도록 노력한다. 수면 무호흡증후군이나 우울증, 불안증 등으로 숙면을 취하지 못한다면 만성적으로 성인병의 유병율을 높이며 이러한 성인병은 뇌졸중의 위험도 높인다. 잠을 잘 자지 못하면 신체 기능 및 뇌기능이 현저히 떨어지고 스트레스 지수도 높아진다. 낮시간 동안 좋은 컨디션 유지를 위해 숙면은 꼭 필요하다. 숙면을 위한 구체적인 방법으로 다음 장에서 자세히 설명하겠다(chapter 2참조).

② 어지럽지 않게 규칙적으로 일정한 시간에 일정량의 식사를 한다. 식단은 고혈압, 당뇨, 심장병, 고지혈증, 비만 등을 예방하고 치료하는 식단으로 한다.

③ 나름대로 즐거운 생활을 한다. 스트레스를 최소화하고 우울거나 불안하지 않는 심리상태를 유지하도록 즐거운 취미생활이나 종교생활을 통해 정신적인 안정을 유지한다. 즐거운 생활은 몸을 많이 움직이게 하기 때문에 운동을 많이 하게 하여 뇌졸중 예방 효과를 준다. 스트레스가 신경전달 물질의 불균형과 혈관 수축을 유발해 뇌졸중이 더 잘 생길 수 있는 환경을 만들기 때문이다.

④ 걷는 활동은 꾸준히 지속한다. 규칙적인 운동은 혈압을 낮추고 당뇨를 조절하며 비만을 예방하고 뇌졸중 치료 및 예방에 도움이 된다. 격렬한 운동보다는 걷거나 수영과 같은 가벼운 운동으로 하루 30분씩 주 3회로 시작한다. 아마도 이 정도의 운동량은 너무 부족하다고 생각하는 독자도 있을 것이다. 그러나 여기에서 언급하는 생활 수칙 및 운동량은 고령의 어르신들을 대상으로 한다. 고령의 나이에 하는 운동은 젊을 때 운동의 강도와 종류 모두가 달라지기 때문에 그에 맞추어 조절해야 한다. 병을 진단 받고 거동이 불편해 졌을 경우 운동의 강도와 종류는

그 단계에 맞추어 다시 조절되어야 한다. 무거운 역기를 들거나 윗몸 일으키기, 다이빙, 승마, 격렬한 구기 운동 등은 고혈압, 당뇨, 뇌졸중 등의 성인병이 있는 어르신에게 적절하지 못하다. 헬스클럽에서 운동을 할 때에도 한꺼번에 격렬하게 운동하는 것이 아니라 주 3회 또는 매일 꾸준히 조금씩 하는 것이 관절에 무리도 가지 않고 운동의 좋은 점을 취할 수 있는 방법이다. 땀을 너무 많이 흘리는 것도 좋지 않다. 땀을 많이 흘리면 탈수가 되고 탈수는 뇌졸중을 더 잘 생기게 한다. 운동은 땀이 살짝 나는 정도로 30분에서 1시간 이내로 하는 것이 좋다. 춥거나 더운 날씨에는 실외 운동보다는 실내 온도가 적절히 유지되는 실내 운동을 추천한다. 특히 뇌졸중 환자가 급격한 온도 변화에 노출될 수 있는 겨울의 새벽 운동이나 여름 한낮에 햇빛 가득한 실외 활동은 피하는 것이 좋다. 어르신들은 여러질병과 신체 상태에 따라 실외활동이 곤란할 때가 많다. 뇌졸중 후유증이 있거나 관절 문제, 폐나 심장의 질환으로 인한 호흡곤란으로 바깥 출입이 어려울 때, 어지러움 등으로 걷기 힘들 때, 운동을 포기하는 경우가 꽤 많다. 이런 경우에는 실내 자전거를 구비해 놓고 틈나는 대로 실내에서 가볍게 운동을 하거나, 매일매일 간단 스트레칭을 하여 근육과 관절을 굳지 않게 움직여 주어야 한다. 별것 아닌 운동 같지만, 뜨거운 여름이나 추운 겨울, 눈, 비가 올 때 최소한의 운동을 유지하는 좋은 방법이다. 이외에도 TV를 보면서 일어섰다 앉았다 하는 운동을 횟수를 정해놓고 나누어 조금씩 하는 것도 도움이 된다. 바깥에 나가야만 운동이 되는 것은 아니다. 여건이 어려울 때 운동을 포기하지 말고 이렇게 실내 운동을 유지하다가 신체 상태가 회복되거나 날씨가 좋아지면 산책 및 간단한 실외 운동으로 조금씩 발전 시킨다. 아무래도 기분 전환에는 실내보다는 실외 운동이 도움이 되기 때문이다. 개인의 신체상태에 따라 조금씩 다르겠지만 경험적으로 보았을 때, 고령의 어르신들은 15분 운동 후 5분 쉬는 휴식시간을 가지며 조심스럽게 운동을 지속해 나가는 것이 좋다. 한번에 30분 이상 하는 것은 많이 지칠 수 있어 신중하게 관찰하며 실천하도록 한다.

⑤ 자유롭게 물을 많이 마신다. 꼭 물이 아니더라도 과일, 채소를 물 대신 섭취해도 좋다. 과일, 채소는 80%이상 물로 이루어진 경우가 많아 우리 몸이 필요로 하는 수분을 충분히 공급해주며 여러 항산화제를 포함하고 있어 매우 이상적인 비타민, 무기질, 영양소, 수분의 공급처다. 특히 운동할 때는 대사도 늘어나고 땀도 나기 때문에 물을 자주 마시는 것이 좋다. 물은 저녁식사 이후 보다 그 전에 활동하면서 많이 마시는 것을 추천한다. 저녁식사 이후에 물을 많이 마시면 밤에 소변 때문에 자꾸 깨게 되어 잠을 방해할 수 있다. 주스나 탄산음료는 물을 마시지 않는 것보다는 낫지만, 물만큼 흡수가 빠르지 않고 다른 인공 첨가료가 많이 함유되어 있어 물, 과일, 야채만큼 좋은 수분 공급원은 아니다.

B) 뇌졸중 예방을 위한 식이요법

- 고혈압 조절을 위해 짠것을 피하고, 소금섭취를 줄인다. 가능하면 무염 또는 저염의 음식을 먹는다. 인스턴트 식품, 가공식품, 햄, 소시지, 베이컨, 치즈 등에는 염분이 많이 들어갈 수 있으니 가능하면 최소한으로 섭취한다.
- 당뇨가 있다면 단것도 최소한으로 복용해야 하고 과일도 정해진 분량만 섭취하는 것이 좋다.
- 체중 감량이 필요한 상태라면 정해진 칼로리 이상의 식사는 하지 않도록 한다. 콜레스테롤 및 중성지방의 섭취를 줄이기 위해 계란 노른자, 명란젓, 오징어, 마요네즈, 성게등을 줄인다. 고기는 눈에 보이는 기름기를 제거하고 살코기 위주로 먹으며, 튀김 보다는 구이, 찜 등의 형태

로 기름을 최소한으로 섭취한다.

- 육류보다는 채소, 과일을 충분히 복용하여 항산화 효과를 극대화 하도록 노력한다.

증 례 K씨는 평소 잦은 두통과 어지러움으로 불편함을 느꼈는데 텔레비전 다큐멘터리 프로그램에서 뇌졸중 기획특집을 보고 갑자기 두려움이 생겼다. 아직은 50대이지만 프로그램에서 보도하는 뇌졸중 증세를 보니 하나같이 자신이 불편하게 느꼈던 증세와 일치하는 것 같았다. 겁이 덜컥 난 K씨는 당장 병원에 예약을 하고 저자의 진료실을 방문하게 되었다. 환자를 진찰해 보니 신경학적 진찰소견은 정상이었다. 환자는 평소 건강검진을 해서 약간의 고지혈증, 고혈압이 있다는 것을 알고 있었고 약을 처방 받은 적은 있었으나 바쁜 직장일 때문에 중도에 중단을 하고 그냥 지내는 상태였다. 흡연은 하루 2갑의 담배를 꾸준히 피고 있었고, 운동은 한 달에 1회 등산을 하였으며 출퇴근은 하루 2시간 자동차 운전으로 하고 있었다. 식사는 아침을 거르고 점심은 회사 구내식당에서 규칙적으로 하였고 저녁 식사는 주 3회 정도 회식을 했다. 회식을 할 때 가끔 기억이 나지 않을 정도로 술을 과하게 마실 때도 있고, 적게 마실 때도 소주 1병은 최소 마시는 생활이었다. 회식을 하지 않는 날은 친구들이나 친한 지인들의 모임에서 외식을 하고 술을 곁들이는 생활이었다. 주말에는 피곤하기 때문에 거의 하루 종일 소파에 누워있거나 침대에서 낮잠을 자며 푹 쉬려고 노력하였다. K씨는 당장에 뇌졸중 검진을 원했고 저자는 뇌자기공명 영상촬영(Brain MRI)으로 뇌혈관(MRA)과 뇌를 촬영하여 이상이 없음을 확인했다. 혈액검사에서는 K씨가 알고 있는 것처럼 고지혈증이 나타났으며 약간의 내당능 장애

가 관찰되었다. 내당능 장애는 당뇨 전단계로 당이 과하게 들어가면 혈당 수치가 정상이 되지 못하고 시간이 지나면 당뇨로 발전할 가능성이 높은 상태이다. K씨가 Brain MRI/MRA에서 이상이 없으니 정상이고 이제 집으로 귀가하여 원래대로 생활하면 되는 것일까? 아니면 뇌졸중 예방 약물로 나와있는 경구 복용 약물 몇가지를 처방 받아 평생 복용하면서 뇌졸중이 예방될 것으로 안심하면 되는 것일까? 이제까지 소개한 뇌졸중 예방법을 숙지하신 독자 분들이라면 결코 그렇지 않다고 얘기 할 것이다. 저자가 환자에게 소개한 뇌졸중 예방법은 다음과 같다. "본인의 두통과 어지러움증은 여러 스트레스와 관련된 기능성 이상이라고 할 수 있습니다. 그러나 본인의 생활방식을 현재대로 고수한다면 걱정하시는 뇌졸중이 언제라도 일어날 수 있습니다. 뇌졸중을 예방하고 싶다면 현재의 고지혈증, 내당능 장애를 조절하기 위해 6개월간 운동과 식이요법을 하십시오. 주 3회 최소 30분 걷거나 뛰고 주말에는 가능하면 2시간 이상 바깥 활동을 할 수 있도록 시장 보기나 산책, 가벼운 등산을 하거나 취미가 될 수 있는 운동을 규칙적으로 하세요. 아침 식사는 시간이 없더라도 저지방 우유에 현미 미숫가루를 타거나 현미 시리얼로 조금이라도 보충하는 식사를 하시고 점심은 직장 급식으로 현재대로 규칙적으로 하시며 저녁 주 3회의 회식을 가능하면 1회로 줄이시고 친구와의 만남도 주 1회로 제한하세요. 저녁 시간이 확보 되어야 운동을 할 수 있습니다. 회식때 먹는 음식의 종류도 배가 부르도록 먹는 것이 아니라 밥 2/3 공기에 고기 10점 이하로 또는 생선 위주로 메뉴를 변경 해보십시오. 술은 주 1–2회 정도 취하지 않을 정도로 줄여야 합니다. 가장 시급한 것은 흡연입니다. 흡연은 줄이는 것으로는 부족하고 본인이 의지를 가지고 중단해야 하는 것인데, 본인이 가지고 있는 뇌졸중 위험 요인중에 가장 강력해 보입니다. 흡연은 줄이다가 중단하는 것이 상당히 어렵습니다. 뇌졸중을 내 인생에서 절대 오지 않게 하고 싶다면 지금 당장 중단하고 그 금단 증세는 의사와 상담을 통한 약물 요법 등으로 같이 이겨 나가는 것이 좋을 것 같습니다. 그렇게 노력하면서 3-6개월 후 다시 혈액검사를 하고 생활 점검을 하여 충분히 좋은 상태가 되지 않는다면 약물 투여를 결정하겠습니다. 본인의 의지와 실천이 뇌졸중 예방의 90% 이상인 것을 명심하셔야 합니다." 그렇다. 바로 이런 생활의 변화와 강인한 의지의 실천이 뇌졸중의 예방이지 처방 받은 몇가지 약물과 검사가 뇌졸중을 예방해 주는 것이 아니다.

2. 치매

1) 치매의 정의와 증세

치매는 하나의 질병을 표현하는 이름이라기 보다는 다양한 원인으로 인하여 원래 정상이던 인지상태가 그 기능이 떨어진 상태를 말한다. 의학적으로는 원래 정상 인지기능을 가지고 있던 사람이 신경심리검사에서 기억력을 비롯한 언어능력, 집중력, 전두엽 실행능력, 시공간 지각능력 등에서 2가지 이상 비정상소견을 보이며 이것이 일상생활에 장애를 끼치게 될 때 치매로 진단한다. 따라서, 치매라는 같은 증세를 보여도 원인이 여러가지일 수 있고, 원인에 따라 치매의 종류가 정해진다. 일반적으로 알고 있는 노인성 치매는 나이가 들면서 나타나는 퇴행성 뇌질환 중 하나인 알쯔하이머병을 의미하는 경우가 가장 많다. 알쯔하이머병이 치매 종류 중에 가장 흔하게 관찰되기는 하지만, 이외에도 노화와 더불어 발생하며 완치는 어려운 다른 종류의 퇴행성 뇌질환 치매도 드물지 않다. 일반인들의 이해를 돕기 위해 치매를 크게 나눈다면 1) 퇴행성 뇌질환 치매 2) 혈관성 치매 3) 우울증으로 인지저하를 일으키는 치매 4) 두부 외상 또는 뇌종양, 뇌수두증 등 뇌 구조가 손상된 후 오는 치매 5) 갑성선 호르몬 저하, 심장병, 신장병, 당뇨, 수면중 무호흡증 등의 내과적 신체 대사장애와 연관된 뇌의 합병증으로 생기는 치매 등으로 나눌 수 있다. 이러한 분류는 의학적 분류와 차이가 있지만, 일반인들의 이해를 돕기 위한 분류이다.

2) 치매의 원인 및 종류

A) 퇴행성 뇌질환 치매

퇴행성이란 나이가 들어 기능이 저하되고 신체 구조가 노화를 겪는 상태를 의미한다. 퇴행성 뇌질환이란 이러한 노화 상태와 더불어 나타나는 뇌의 질병 상태를 말하며, 퇴행성 뇌질환 치매는 이런 질병 상태가 치매를 일으키는 경우이다. 따라서, 여기에 속하는 치매는 연령이 증가할수록 더 많이 발생한다. 이런 종류의 치매는 이 병이 잘 생기는 위험을 가진 환자의 유전자 환경, 살아가면서 노출되는 환경의 영향, 환자의 교육 수준 또는 뇌 훈련 상태, 공존하는 다른 질병의 영향 등에 의해 발생하게 된다. 여기에 속하는 치매는 완치가 어려우며 진행을 온전히 차단하는 약물도 없다. 일단 진단이 되면 대부분 진행을 하지만, 약물과 여러 치료를 통하여 진행을 늦추고 생을 다 할 때까지 이 질병으로 일어나는 불편한 증세를 조절하여 삶의 질을 높일 수 있다.

- 알쯔하이머병

  알쯔하이머병은 치매를 일으키는 많은 퇴행성 뇌질환들 중에 가장 흔하다. 이 병은 독일인 의사인 알로이스 알쯔하이머(Alois Alzheimer)

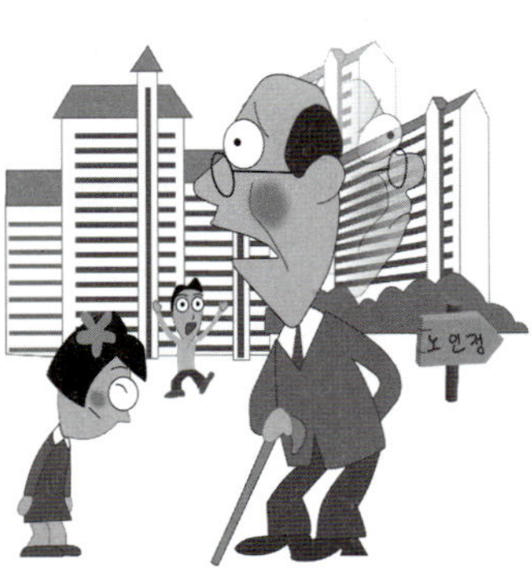

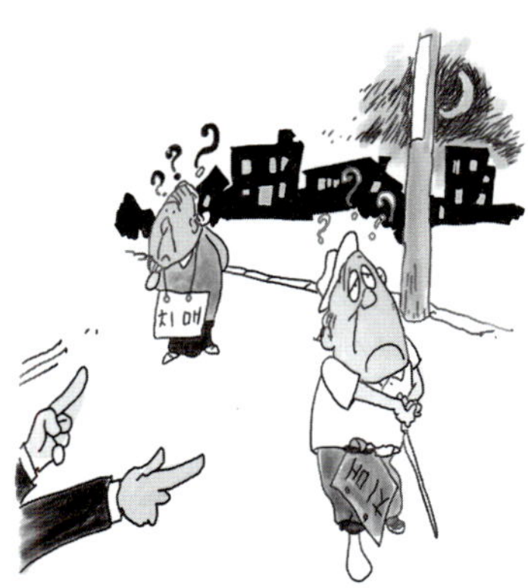

의 이름을 따서 붙인 병명이다. 1906년 알쯔하이머 박사는 당시로는 매우 희귀한 뇌신경질환으로 생각되는 병을 앓다가 사망한 여자의 뇌조직에서 이 병에 특징적인 병리 소견들을 발견하였다. 그가 발견한 것은 어떤 비정상적인 물질들이 모여있는 덩어리인 노년판(Senile Plaques)과 신경세포 안에서 신경원 섬유들이 비정상적으로 꼬여 있는 신경원 섬유 매듭(Neurofibrillary Tangles) 이었다. 알쯔하이머병은 일반적으로 기억력 장애로 시작되어 병이 진행하면서 언어 구사력, 이해력, 읽고 쓰기 능력 등의 장애를 가지고 오게 된다.

- 파킨슨병 치매

퇴행성 뇌 질환의 하나인 파킨슨병을 가진 환자들 중 30~40% 정도는 파킨슨병이 진행하면서 치매 증상을 나타내게 된다. 파킨슨병은 몸과 팔, 다리가 굳어지고 동작이 느려지며, 주로 가만히 있을 때 손이 떨리고, 말이 어눌해진다. 보폭이 줄고 걸음걸이가 늦어지는 등의 증상도 함께 보인다.

- 루이체 치매

최근 의학에 많은 발전이 있으면서 의학자들은 치매의 원인 질환으로 루이체(Lewy body)질환 또는 루이체 치매(DLB)라고 부르는 병을 분류하게 되었다. 루이체는 망가져 가는 신경세포 안에서 발견되는 단백질 덩어리이다. 파킨슨병에서도 루이체가 발견되지만 뇌간의 흑질 부위에서 주로 관찰된다. 루이체 치매는 파킨슨병과는 달리 루이체가 초기부터 대뇌 피질에서 광범위하게 발견된다. 루이체 치매는 알쯔하이머병이 기억력을 초기 증세로 보이는 것과는 달리 전두엽 기능저하와 파킨슨 증세가 초기 증세로 나타난다. 이러한 차이는 매우 전문적인 의학지식을 요구하므로 의사의 진찰 소견에 따라 구분되어야 한다. 루이체 치매는 이름이 생소할지 몰라도 퇴행성뇌질환 치매 중에 알쯔하이머병 치매 다음으로 흔한 치매이다. 대표적인 증세로 환시, 잠꼬대, 떨림증세, 잘 넘어지는 증세 등의 파킨슨 병과 유사한 증세를 보인다. 다른 종류의 치매 보다 벌레가 기어간다, 주변에서 소리가 들린다 등의 환각이 더 심하다. 이런 경우는 그 감각을 실제와 똑같이 느껴 괴이한 사물이나 죽은 사람을 보는 공포와 불안을 극단적으로 표현할 수 있다.

- 전두측두엽 치매

전두 측두엽 치매는 행동장애, 인격장애 그리고 기억장애를 포함한 대뇌 기능 이상이 나타나는 비교적 드문 퇴행성 뇌 질환이다. 다른 치매보다는 50대 또는 60대에 증세가 일찍 시작할 수 있으며 성격 변화가 기억력 저하보다 선행하는 경우가 많다. 비교적 드문 치매이나 65세 미만의 치매만 놓고 보면 꽤 많은 비중을 차지하며 아직 사회활동을 해야 하는 젊은 연령대에 발병하기 때문에 가족들이 겪는 고통은 더 클 수 있다. 이 병은 계속 증상이 악화되어 언어장애와 이상 행동으로 독립적인 생활을 할 수 없게 한다.이 병은 초기에 성격 변화와 함께 매우 이상한 행동 이상을 보이기 때문에 종종 정신과적 다른 질환과 비슷하게 보이기도 한다. 무례한 행동을 하기도 하고 충동적으로 행동하며 상황에 맞지 않는 당황스러운 말과 행동을 하고 자기 중심적으로 생각하며 쉽게 화를 내는 경향이 있다. 그러나, 분명히 일반적인 정신 질환과 차이가 있는 퇴행성 치매이며 뇌자기공명 영상촬영이나 단일 양자 방출 전산화 단층촬영(SPECT), 양전자 방사 단층촬영(PET) 및 조직검사, 사후 부검에서 다른 종류의 치매와 구분된다.

- 헌팅턴병

헌팅턴병은 뇌의 특정 부위 신경 세포들이 선택적으로 파괴되어 진행하는 퇴행성 뇌 질환의 한 가지로 사람의 신체와 정신을 모두 침범하여 증상을 나타낸다. 병이 진행함에 따라서 인격과 지적능력이 점차 떨어지고 기억력, 언어능력, 판단력 등도 점점 감소하게 된다. 헌팅턴병은 유전적 질환으로 알려져 있고, 이 원인이 되는 유전자를 혈액검사로 확인할 수 있다. 이 병은 젊은 사람에서 나타날 수 있으며, 이런 경우에는 얼굴이나 팔 등이 저절로 움직여지는 무도증 등으로 먼저 나타나거나 정신 이상 증세를 먼저 나타낸 이후에 치매증세를 나타내는 경우가 많다.

- **크루츠펠트 – 야콥병**

  크루츠펠트 – 야콥병은 매우 드문 질환이나 치명적인 뇌 질환으로 프리온(prion) 단백질이라 불리는 물질에 의하여 발생하는 것으로 생각되고 있다. 만성적으로 진행하는 다른 치매와는 달리 급성 또는 몇개월간의 빠른 진행으로 갑자기 나타나 사지 마비 등의 운동증세와 더불어 의식저하를 일으키는 위험한 질환이다. 가장 초기 증상으로는 기억력 장애가 있을 수 있으면서 시야장애나 행동장애가 같이 나타나게 된다. 이후 의식장애와 불수의적 운동, 예를 들면, 근육의 경련, 팔다리 떨림 또는 팔, 다리 근육의 마비, 또는 앞이 잘 안 보이는 시각 증상 등이 매우 빠르게 진행한다. 이전에 광우병으로 사회적 물의를 일으켰던 질환도 비슷한 프리온 단백질에 의한 질환인데, 본 질환과 전체적 양상은 비슷하나 감염 경로가 다르고 진단의 기준이 조금 다르다.

- **기타 퇴행성 뇌질환에 의한 치매**

  퇴행성 뇌질환의 종류는 이외에도 많지만, 매우 드물고 전문적인 지식을 요하기 때문에 여기서는 다루지 않겠다. 각 경우에 해당되는 자세한 설명은 주치의 선생님에게 설명듣길 권유한다.

B) 혈관성 치매

치매의 원인들 중에서 두 번째로 흔한 것은 혈관성 치매이다. 이 치매는 뇌에 산소와 영양을 공급하는 뇌혈관들이 막히거나 좁아져서, 또는 반복되는 뇌졸중(중풍 또는 풍)에 의해서 나타날 수 있다. 인지능력이 조금 나빠졌다가 그 수준을 유지하고 또 갑자기 나빠졌다가 유지되고 하는 식의 단계적 악화의 양상을 보일 수 있다. 한쪽 팔, 다리의 마비가 오거나 언어장애나 또는 시야장애 등도 흔하게 나타난다. 혈관성 치매는 뇌졸중, 뇌혈관질환으로 뇌의 형태가 변한 것이어서 원래 상태로 돌아가기는 어렵지만, 초기에 진단을 받고 적절한 치료를 받으면 더 이상의 악화를 최대한 지연 시킬 수 있다. 혈관성 치매는 결국 뇌졸중이 원인이므로 뇌졸중의 예방과 치료와 모든 것이 동일하다. 앞에서 설명한 뇌졸중 부분을 참고하길 바란다.

C) 우울증으로 인지저하를 일으키는 치매

노인 연령층에서 우울증에 걸리게 되면 치매와 비슷한 증상을 보일 수가 있다. 또한, 치매 환자들에게 우울증이 매우 흔하게 나타나기도 한다. 우울증의 증상으로는 슬픈 기분, 사고장애, 집중력 부족, 절망감, 의욕저하, 수면장애, 식욕저하, 활동성 저하 등이 포함된다. 치매와 우울증이 같이 나타나게 되면 지적능력의 장애가 더욱 심하게 나타날 수 있다. 따라서 치매의 초기라 생각이 될 때, 우울증이 있는가를 판가름하는 것이 치료 및 예후에 중요하다.

D) 뇌수두증, 두부 외상 또는 뇌종양으로 인해 뇌구조가 손상된 후 오는 치매

원인에 상관없이 뇌 구조에 손상을 주는 질병이 있다면 치매 증세를 일으킬 수 있다. 뇌 안에 존재하는 물 주머니인 뇌실이 필요이상으로 커지는 뇌 수두증은 뇌구조를 압박하고 손상을 주어 뇌기능을 떨어뜨릴 수 있다.

뇌 수두증은 뇌 안을 흐르고 있는 뇌척수액의 흐름에 장애가 있어 생긴다. 이 병의 3대 증상은 치매(인지기능저하), 소변장애, 보행장애이며, 뇌사진 상에서 뇌실이 커져있음을 확인해야 한다. 이 질환은 뇌막염이나 뇌염, 뇌손상 등의 후유증으로 발생할 수도 있고 특별한 원인 없이 저절로 발생될 수도 있다. 이러한 뇌 수두증을 조기에 발견하면 뇌척수액을 뇌실에서부터 다른 곳으로 흐르게 만드는 '션트'라는 뇌 수술로 보행과 인지기능저하, 소변장애를 호전시킬 수 있다. 뇌 수두증이 수술을 통해 비교적 정상에 가까운 상태로 호전시킬 수 있는 반면에 이외의 뇌손상으로 인한 치매는 이전의 정상 뇌구조로 돌아가기가 어렵기 때문에 완치는 어렵다. 그러나 약물 및 재활 치료로 조절하면서 치매 증세가 더 나빠지지 않도록 노력할 수 있다. 간혹, 기존의 퇴행성 뇌질환이 숨겨진 상태로 존재하다가 이런 사건을 계기로 드러나게 되어 점점 진행하는 경우도 있어 치매의 원인이 복합적으로 나타나는 경우도 많다.

E) 갑성선 호르몬 저하, 심장병, 신장병, 당뇨, 수면중 무호흡증 등의 내과적 대사장애의 합병증으로 생기는 치매

섬망(Delirium)은 일시적이고 매우 갑작스럽게 나타나는 정신상태의 혼동을 말한다. 이러한 섬망은 뇌수막염, 뇌염, 다양한 내과적 질환(심장병, 신장병, 당뇨, 간병변, 수면중 무호흡증, 폐 질환, 감염병, 영양부족, 호르몬 이상), 장기간의 약물 복용, 알코올 중독 등이 원인이 되어 나타날 수 있다. 이는 엄격히 말해서 치매와는 다르고 원인 질환을 치료하면 정상으로 돌아갈 수 있는 일시적 현상일 수 있다. 의학적으로 치매와 섬망은 분명히 다르지만, 함께 이해 해야 한다. 치매와 섬망이 엉뚱한 얘기를 하고 판단력이 정확하지 못하다는 점은 비슷하다. 치매환자에게 섬망이 생길 수 있고, 섬망으로 발현되어 치매 증세가 점점 뚜렷해 지는 경우가 있어 이 두가지는 매우 밀접한 연관을 갖는다. 그러나, 모든 섬망 환자가 치매 환자는 아니며 모든 치매 환자가 섬망을 일으키는 것은 아니다.

이제까지 살펴본 치매의 종류를 분류하는 것은 의사의 면밀한 진료와 검사를 통해 이루어 진다. 치매를 일으키는 원인이 하나일 때도 있지만 순수하게 하나만 작용하지 않고 여러 원인이 함께 치매를 일으키기도 한다. 치매의 원인은 사체 부검을 통해서 가장 정확하게 알 수 있다. 따라서, 의학적으로 치매의 종류를 판단하는 것은 환자를 부검하기 전에는 정확하지 않을 수 있다. 대부분, 의사에게 듣는 치매의 진단과 원인에 대한 설명은 전문 의학지식에 따라 치매 종류를 분류하여 가능성이 높은 순서대로 설명하는 것이다. 처음 진단된 치매의 종류가 시간이 지남에 따라 다른 치매와 함께 나타나거나 달라지기도 한다. 그만큼 치매의 원인 규명은 시간에 따른 변화를 지켜보는 것이 매우 중요하다. 또한, 치매의 원인으로 환자가 가지고 있는 유전적 성향도 영향을 미치는데, 환자가 이미 가지고 있는 유전적 성향은 바꿀 수 없지만, 후천적으로 결정되는 환경을 치매가 덜 생길 수 있는 조건으로 바꾸는 것은 가능하다. 따라서, 치매를 예방하는 노력은 앞에서 언급한 모든 치매의 원인이 안 생기도록 노력하는 활동 전부를 포함한다고 이해해야 할 것이다.

3) 경도 인지 장애

기억장애를 연구하는 신경 과학자들에 의해서 만들어진 용어로, 최초에 알쯔하이머병을 이해하면서 생긴 개념이다. 여기에는 정상적으로 나이가 듦에 따라 나타나는 기억력 장애와 치매가 생기기 전 정상과 비정상의 중간 상태를 가리키는 상태가 모두 포함될 수 있다. 의사의 진료와 신경 인지 검사를 비롯한 여러 검사를 통해 진단한다. 이러한 경도 인지장애를 보이는 환자들은 전문가를 통해서 보다 정확한 진단과 치료에 대해 조언을 받아야 한다. 연구결과에 의하면 이들 중 일부는 알쯔하이머병으로 발전할 가능성이 높기 때문이다. 매년 경도 인지장애를 가진 사람 중 10 – 15%는 알쯔하이머병으로 진행한다. 시간이 흐를수록 더 많은 환자들이 알쯔하이머병으로 진행하는데 정상인과 비교하여 상당히 높은 비율로 치매로 진행한다(그림 4). 알쯔하이머병 외의 퇴행성 뇌질환에서도 경도 인지 장애 단계가 있는 것으로 많은 연구가 되고 있다. 최근에, 경도 인지장애 환자들이 알쯔하이머병 치매로 진행하거나 정상인 상태에서 경도 인지 장애로 진행하는 것을 늦추거나 막을 수 있는 치료 방법을 발견하기 위하여 많은 연구가 진행되었다. 아직까지 약물 또는 백신으로 진행을 온전히 억제하는 확실한 연구결과는 부족한 실정이다. 의학적으로 획기적인 발전이 있을 때까지는 앞에서 예시한 치매 원인이 될 수 있는 질병을 치료하고 예방하는 것이 가장 확실한 치매예방의 의미가 될 것이다. 치매 예방을 위한 모든 활동은 경도 인지 장애 단계에서도 매우 의미 있는 노력이 될 것이다.

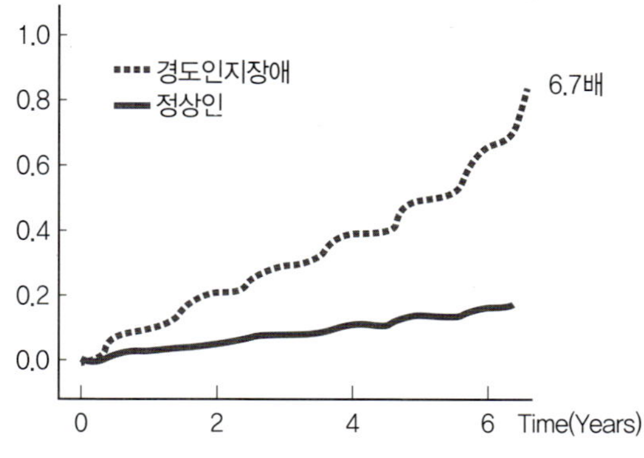

그림 4 경도 인지 장애 환자와 정상인의 시간의 흐름에 따른 알쯔하이머병으로의 진행상태(Neurology 2006)

4) 치매의 진단

A) 신경심리검사 - 인지기능검사

치매 중 가장 흔한 알쯔하이머병에서의 치매 정의에 따르면 기억력을 포함한 2가지 이상의 뇌기능에 이상이 있고 그 이상으로 인해 일상생활에 장애가 일어날 때 치매라고 진단한다. 혈관성 치매나 다른 퇴행성 뇌질환 치매, 외상에 의한 치매 등과는 조금씩 내용이 달라질 수 있으나 큰 틀은 비슷하다. 우선, 신경심리검사를 하여 객관적으로 인지기능 이상을 규명해야 한다. 신경심리 검사는 크게 5가지 뇌기능을 확인한다. 전두엽 실행기능, 기억력, 언어능력, 시공간지각 능력, 집중력을 검사한다. 각 기능을 보는 인지기능 검사법은 매우 다양한데, 서울 신경 정신 검사 모음(SNSB; Seoul Neuropsychological Battery)을 기본으로 실행한다. 각 연령별 교육수준별 정상 범위가 있어 환자가 검사를 시행한 후 정상치와 비교하여 얼마나 저하되었는지를 알 수 있다. 이외에도 임상 치매 척도(CDR; Clinical Dementia Rating Scale)또는 치매 단계 평가 척도(GDS; Global Deterioration Scale)를 결정하여 치매의 정도를 파악한다. 알쯔하이머병은 진행단계에 따라 인지 장애가 없은 GDS 1단계 부터 후기 중증의 인지장애가 있는 GDS 7단계까지 구분한다(표 2 참조).우울증이 동반되어 있는 경우가 많아서 우울증 척도도 함께 측정한다. 이 검사는 환자와 함께 사는 가장 가까운 보호자가 같이 검사에 임해야 정확히 측정할 수 있으며 2시간 가량 소요되는 매우 길고 끈기를 요하는 검사이다. 이 검사로 인지기능의 객관적 평가가 이루어지면 치매 여부를 진단하고 그 원인을 알기 위해 다음과 같은 검사를 차례로 진행하게 된다.

표 2 치매 단계 평가 척도(Global Deterioration Scale; GDS)

단계	1	2	3	4	5	6	7
	인지장애 없음	매우 경미한 인지장애	경미한 인지장애	중등도의 인지장애	초기 중증의 인지장애	중증의 인지장애	후기 중증의 인지장애
임상 증세	정상, 주관적으로 기억장애를 호소하지 않음.	건망증의 시기	분명한 장애를 보이는 가장 초기 단계.숙련된 임상가의 자세한 면담에 의해서만 객관적인 기억장애가 드러남.	자세한 임상면담결과 분명한 인지장애. 최근 사건과 시사문제를 기억하지 못함. 혼자 외출과 금전 관리에 문제가 있음.	다른 사람의 도움 없이는 혼자 생활해 나갈 수 없음. 시간이나 장소에 대한 지남력이 자주 상실됨.	배우자의 이름을 종종 잊어버림. 일반적인 주변상황, 연도, 계절을 알지 못함. 망상 및 이상행동을 보일 수 있음.	기본생활도 수행할 수 없음. 모든 언어 구사력이 상실됨. 대소변 처리와 식사에 도움이 필요하며 운동 능력까지 상실됨. 말기 치매

B) 뇌자기공명 영상촬영(Brain MRI)

뇌졸중을 설명할 때 설명했던 뇌 자기공명 영상촬영이 치매의 진단도구로도 사용된다. 뇌의 내부를 자세히 들여다 보아 뇌종양, 뇌손상, 뇌출혈, 뇌경색, 뇌수두증 등의 이상이 뇌 안에 존재하는지 확인한다. 이 방법으로 뇌혈관 촬영을 하는 MRA(Magnetic Resonance Angiography)는 뇌혈관을 볼 수 있고 뇌혈관 질환 예방을 위한 노력을 함으로써 뇌졸중과 그로 인한 혈관성 치매를 함께 예방할 수 있다. 알쯔하이머병이라면 뇌 안에 다른 손상은 없이 그림 5처럼 기억력을 담당하는 뇌 구조인 해마가 병이 진행하면서 점점 위축되어 간다. 대뇌 피질도 점차로 골이 깊게 파이고 쭈글쭈글 해진다. 혈관성 치매의 경우는 뇌 안에 뇌경색이나 뇌출혈 흔적, 또는 뇌 혈액순환 장애가 있음을 뇌 촬영을 통해 확인할 수 있다. 그림 6의 경우는 뇌 안에 여러 개의 작은 뇌경색(소공경색)과 혈액 순환 장애를 광범위하게 보여주고 있으며 이는 혈관성 치매 가능성을 보이는 뇌 촬영 소견이다.

C) 핵의학 검사

양전자 방사 단층 촬영(Positron Emission TomographyPET), 단일 양자 방출 전산화 단층촬영(Single Photon Emission Computer Tomography;

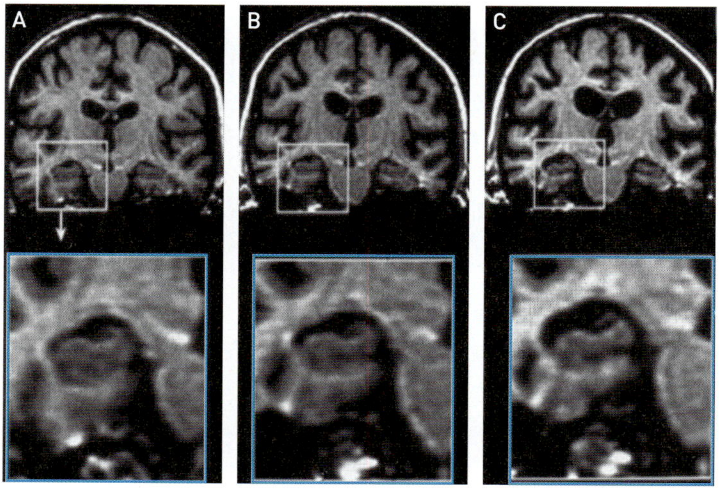

그림 5 뇌자기공명 영상 촬영(Brain MRI)으로 보는 알쯔하이머병 환자에서 보는 해마(기억력 담당하는 뇌)의 위축 A. 알쯔하이머병 초기, B. 중기, C. 말기

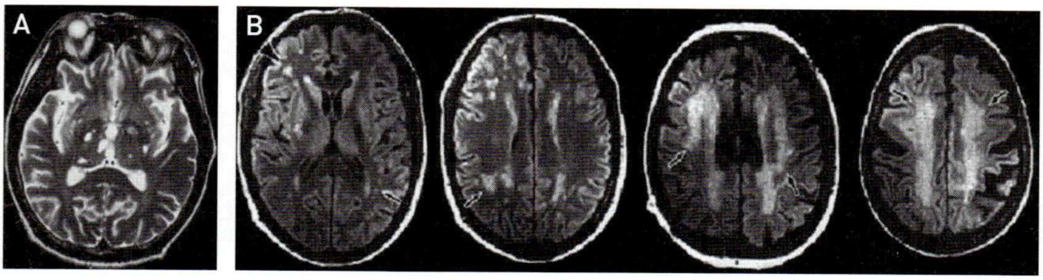

그림 6 혈관성 치매 환자의 뇌자기공명영상 촬영(Brain MRI) A. 여러 개의 소공경색이 축적됨, B. 만성 허혈성 뇌혈액순환 장애로 백질 변성이 보임.

SPECT)을 통해 뇌 대사의 상태를 알 수 있다. 각 질환마다 검사의 결과가 조금씩 다른데 전두 측두엽 치매에서는 그림 7에서 보는 바와 같이 측두엽의 대사 저하가 뚜렷하여 색깔이 다르게 보인다. 또한 알쯔하이머병의 경우에는 노년판 또는 아밀로이드 반이 뇌 안에 쌓여서 생기는 질환이므로 쌓인 아밀로이드 반을 보여주는 아밀로이드 뇌영상(Pittsburgh compound B Positron Emission Tomography; PiB PET)을 하면 알쯔하이머병 진단에 도움을 받을 수 있다(그림 8). 이 검사를 통해서 알쯔하이머병의 관련 유전자가 있는 성인에게 아직 치매 증세가 나타나기 전에 미리 알쯔하이머병이 생길 위험을 예측할 수도 있다.

D) 사후 부검을 통한 조직검사

우리나라에서는 사후 부검을 일반적으로 실행하지 않지만, 외국의 경우는 오래전 부터 사망의 원인을 명확히 하기 위해 부검을 하였다. 치매 환자에서도 치매 원인을 가장 정확히 보여줄 수 있는 검사는 환자 사후에 시행하는 부검이다. 그림 9처럼 정상뇌에서 팽팽하게 보여야 하는 뇌가 알쯔하이머병 환자의 뇌에서는 쭈글쭈글하게 위축된 소견을 볼 수 있고 이런 뇌

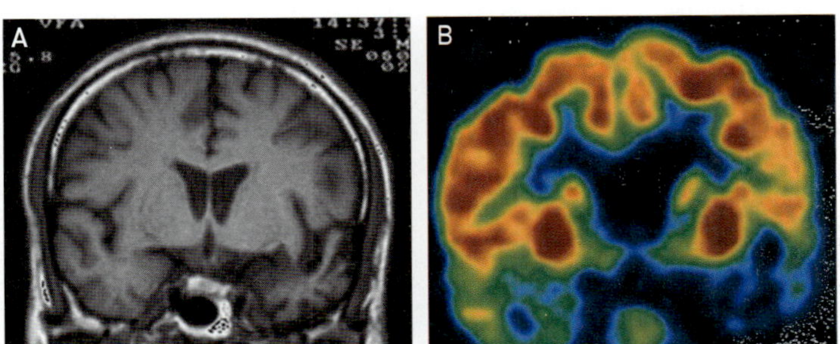

그림 7 **전두측두엽 치매 환자에서 보이는** A. 뇌 자기 공명 영상 촬영(Brain MRI), B. 양전자 방사 단층촬영(Brain PET)

의 조직을 떼어 염색 후 작은 조각을 현미경에서 보면 알쯔하이머병의 특징적인 노년판, 신경원 섬유 매듭 등을 볼 수 있다(그림 10). 이를 통해 알쯔하이머병을 확진한다. 다른 퇴행성 뇌질환으로 인한 치매도 특징적인 조직검사 소견이 있으며 조직검사 소견을 통해 정확하게 어떤 종류의 치매인지 결정할 수 있다.

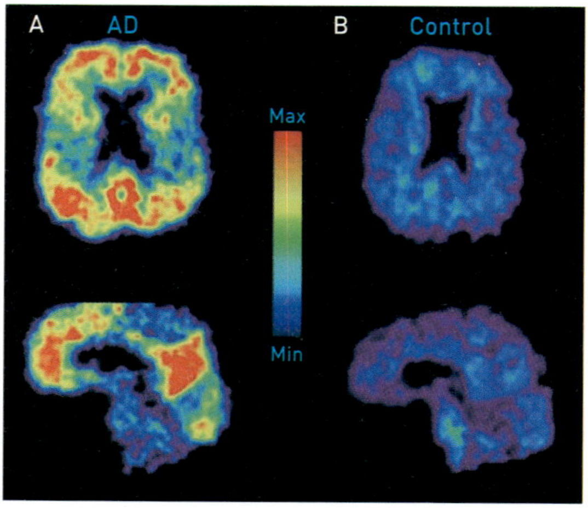

그림 8 **PiB PET 검사** **A.** 알쯔하이머병 환자에게 PiB PET 검사를 시행하여 아밀로이드 반을 표시해 주는 밝은 신호를 볼 수 있다. **B.** 정상인에서는 PiB PET 검사를 해도 아밀로이드 반이 없기 때문에 전체적으로 어두운 뇌구조만 보인다.

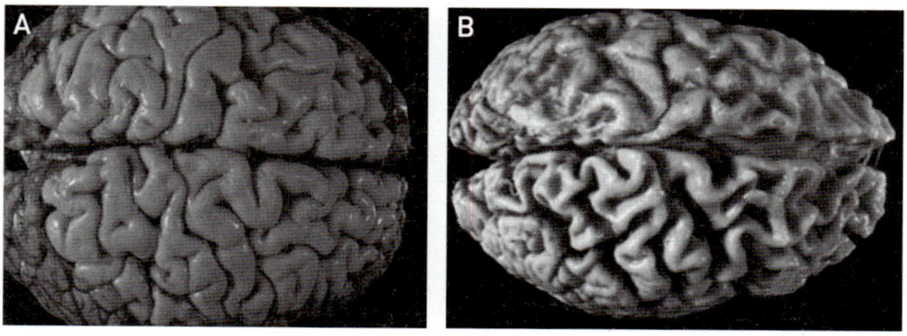

그림 9 **사후 부검한 뇌** **A.** 정상인의 뇌, **B.** 알쯔하이머 환자의 뇌

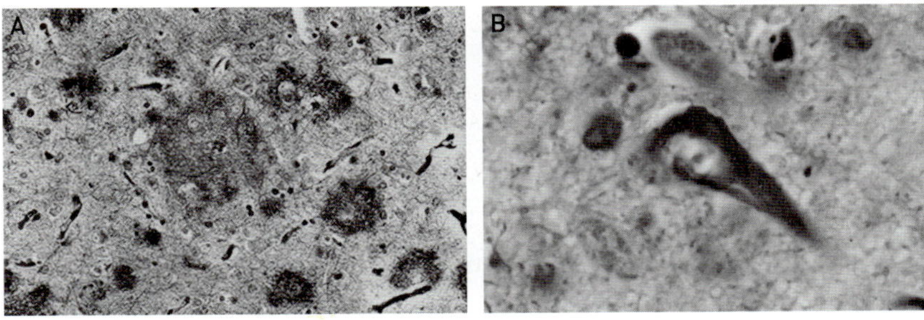

그림 10 알쯔하이머병 환자의 뇌조직 현미경 소견 A. 노년판, B. 신경원 섬유 매듭

5) 치매의 예방

치매를 예방 한다는 의미는 감염병을 예방하듯 예방주사나 약을 복용함으로써 한번에 완성되는 것이 아니다. 치매의 원인이 될 수 있는 당뇨, 고혈압, 뇌졸중, 파킨슨병, 우울증, 각종 내과 질환 등이 있다면 어떤 종류이든 기존의 질환을 잘 관리하는 것이 치매예방에 가장 중요하다. 따라서, 앞에서 설명한 뇌졸중의 예방을 위한 방법과 치매의 예방을 위한 방법은 크게 다르지 않다. 여기에 덧붙여 뇌를 다치지 않고 손상이 없도록 유지하는 것이 필요하다. 우울증도 치매가 잘 올 수 있는 환경을 만들기 때문에 우울증 예방을 위해 자꾸 움직이고 정신적으로 유쾌한 생활을 할 수 있도록 생활을 관리해야 한다. 언제부터 치매 예방을 위해 노력하는 것이 좋을까? 치매 예방은 필요한 시기가 따로 있는 것이 아니다. 태어나서 어린 시절을 보내며 청소년기, 성인기, 중년기를 거쳐 뇌는 계속 변화하기 때문에 인생 전체를 통해 치매가 덜 생기는 생활 습관을 가지고 치매의 위험이 되는 환경에 노출 되어도 견딜 수 있는 힘을 길러 주어야 한다. 즉, 올바른 생활 습관이 곧 성인병 예방이 되고 뇌졸중 예방이 되며 치매 예방을 위한 노력까지 된다. 이외에 뇌를 자극할 수 있는 모든 종류의 정신적 또는 신체적 활동이 치매 예방에 매우 도움이 된다. 화투를 치거나 손가락을 움직이는 것, 박수를 치

는 행위 등이 치매를 예방하는 민간요법으로 많이 알려져 있는데, 이것만 하면 치매가 예방되는 것은 아니다. 결국, 이런 활동들이 뇌를 자극할 수 있기 때문에 치매 예방에 대한 예로 알려져 있는 것이므로 이런 단순한 행위를 반복적으로 하기 보다는 즐겁고 규칙적인 운동, 정신적인 활동을 다양하게 하는 것이 예방에 더욱 효과적이다. 또한, 치매를 의심해야 하는 초기 증세에 대하여 주의를 기울이는 것도 치매 예방을 위한 효과적인 관리 방법이다. 미국 알쯔하이머 협회는 알쯔하이머병의 초기에 나타나는 10가지 위험 징후에 대해 다음과 같이 제시하고 있다. 알쯔하이머병이 치매의 모든 경우를 설명할 수는 없으나 치매를 일으키는 가장 흔한 원인이므로 다음과 같은 증세를 느끼게 될 때 병원을 방문한다면 의미 있는 상담이 될 것이다.

A) 알쯔하이머병의 10가지 위험 징후 10 warning signs of Alzheimer's disease(미국 알쯔하이머 협회 제공)

http://www.alz.org/alzheimers_disease_10_signs_of_alzheimers.asp

① 일상생활을 방해하는 기억력 장애가 보인다. 알쯔하이머병의 가장 흔한 증세 중 하나는 기억력 장애이며 특히 최근 새롭게 알게 된 정보에 대해 쉽게 잊어버린다. 치매라면 이러한 기억력 저하가 이전에 잘 했던 활동이 불편해지는 기능저하를 일으켜야 한다. 하지만, 나이가 들어가는 변화만으로도 기억력 장애는 있을 수 있고, 이 경우는 쉽게 잊지만 나중에 다시 생각나는 경우가 많다.

② 문제를 해결하고 계획을 세우는 데 어려움을 겪는다. 익숙한 음식을 요리하거나 매달 고지서 처리하는 데 있어 이전에는 아무 문제가 없었는데 어려움이 느껴지기 시작하며 집중하기 어렵고 전보다 더 많은 시간이 걸린다. 그러나, 나이가 들어가는 노화 현상에서 이런 변화가 비슷하게 올 수 있으며 예를 들어 은행일을 볼 때 가끔 실수가 일어날 수 있지만, 모든 실수가 전부 알쯔하이머병의 초기 증세는 아니다.

③ 집, 직장, 여가활동에서 익숙하게 했던 일들을 하는데 어려움을 겪는다. 익숙한 장소로 운전하는 것, 직장 일을 하는 것, 익숙한 게임의 규칙을 기억하기가 어려워진다. 알쯔하이머병이 아닐지라도 노화에 따른 변화 만으로도 전자레인지 돌릴 때, 텔레비전을 녹화할 때 어려움을 느껴 가끔 도움을 필요로 하기도 한다.

④ 시간과 장소에 대해 혼동이 일어난다. 종종 본인들이 어디에 있는지, 어떻게 거기에 있게 된 것인지 알지 못할 때가 있다. 나이와 연관된 변화라면 요일을 혼동할 수 있지만 나중에 생각이 나는 경우가 많다.

⑤ 시각적이고 공간적인 상황을 이해하는 것에 어려움이 있다. 책을 읽거나, 거리를 가늠하거나 색깔을 맞추고 구분하는 것을 어려워하여 운전에 어려움이 있을 수 있다. 노화와 연관되어 백내장 등이 생기는 경우에도 비슷하게 나타날 수 있어 의사의 자세한 진료로 구분해야 한다.

⑥ 말하고 쓸 때 단어를 선택하는데 어려움이 있다. 대화를 나누는 것이 어렵고, 대화 중간에 자꾸 멈추며 어떻게 대화를 이어나가야 할지 모르고 계속 같은 말을 반복한다. 적절한 단어를 생각하기가 어렵고 가끔 틀린 이름으로 얘기할 때도 있다. 노화와 연관된 변화만으로도 종종 적절한 단어를 찾는데 어려움을 겪을 수는 있다.

⑦ 물건을 적절하지 않은 장소에 두고, 쉽게 잃어버리며 그것을 찾기 위해 생각을 더듬어 추적하려고 해도 할 수 없다. 자주 누군가가 물건을 훔쳐갔다고 생각하고 점점 그렇게 생각하는 횟수가 많아진다. 나이에 따른 변화라면 때때로 물건을 잘못 둘 수 있지만, 다시 찾기 위해 흔적을 되짚을 수 있다.

⑧ 판단력과 결정 능력이 현저히 떨어지며 특히 돈을 사용할 때 평상시보다 이해할 수 없이 과하게 쓰거나 청소, 위생 등을 스스로 관리하는 것이 어려워진다. 나이에 따른 변화만으로도 어쩌다 한번씩 이런 활동을

잘못할 수는 있다.

⑨ 직장생활과 취미생활, 늘 해오던 사회적 모임을 유지하기 힘들어진다. 익숙한 활동이 어려워지므로 자꾸 그런 활동을 피하려 하고 점점 위축된다. 병이 아니더라도 나이가 들어가면서 가끔 일, 가족, 사회적 의무감에 지쳐서 의욕이 저하될 수 있다.

⑩ 성격이 변하고 감정이 불안정하며 의심이 많아지고 자주 혼동하게 된다. 편안한 상황을 벗어나면 두려워하고 불안해지며 집과 직장, 친구에게 쉽게 화를 낸다. 나이 들면서 일상 생활에 변화가 생길 때 쉽게 화를 낼 수 있지만, 병적인 상태가 아니라면 당장은 잘 못해도 결국 일을 해내는 독특한 방법을 고안해 내는 경우가 많다.

이 10가지 경고에 있는 증세를 느낀다고 해서 모두 알쯔하이머병의 초기가 아니다. 이러한 증세가 느껴질 때 경각심을 가지고 의사와 상담을 하여 필요한 검사가 있다면 진행하면 된다. 그래도 아직, 치매인 환자 보다는 노화에 따른 기능저하가 더 많은 것은 사실이므로 미리 과도한 걱정으로 불안할 필요는 없다.

B) 치매예방 생활 수칙

치매를 너무 끔찍하게 생각하고 나와 내 가족과는 상관없는 일로 생각하는 것 보다는 노화과정의 하나로 받아들이는 것이 좋다. 치매란 비정상적인 행동을 하는 이상한 사람이 되는 상태가 아니라 누구나 경험할 수 있는 치료의 대상이 되는 질병, 의학적 상태로 이해되어야 한다. 실제로 치매, 뇌졸중 예방법을 정리하다 보면 비법이 따로 있는 것이 아니라 사람들이 이미 알고 있는 일반적인 건강 생활 습관과 거의 일치함을 알 수 있다. 심지어 이런 생활 습관은 치매, 뇌졸중 예방뿐 아니라 이미 가지고 있는 다른 질환의 치료에도 좋은 영향을 미친다. 또한, 다음 장에서 언급할 노화 과정에서 나타나는 여러 불편한 증세를 좋게 해주는 공통적인 치료법이기도 하다.

① 일정하게 밤에 충분한 수면을 취한다. 낮에 누워있는 시간을 줄이고 항상 움직이는 활동적인 생활을 한다. 낮잠을 충분히 자는 것은 피해야 한다. 밤에 숙면을 취하기 위해 낮잠은 절대자지 않도록 노력해야 한다. 30분 이내의 낮잠은 피로회복에 도움이 되나 일단 낮잠이 들면 대부분 30분을 넘어가기 때문에 주의해야 한다. 실제로, 밤에 숙면을 취하지 못하는 어르신들 중에 낮에 많이 자고 거의 누워서 생활하는 경우가 많다. 수면을 연구하는 과학자들이나 의료계 전문가들 중에 이 의견에 동의하지 않는 사람도 있을 것이다. 그러나, 오랜 기간 신경과 환자들의 고통을 지켜본 저자의 결론은 잠은 밤에 자야 하는 것이다. 밤에 잘 자려면 하루종일 노력해야 한다. 자세한 방법은 다음 장의 수면에 대한 부분을 참고하길 권한다(p. 87–93 참조).

② 어지럽지 않게 규칙적인 식사를 한다. 치매 예방에 좋은 항산화 작용이 풍부한 과일, 채소, 통곡물 위주의 건강한 식단을 유지하며 식사 양과 식사시간을 규칙적으로 유지한다. 육류는 즐겨 먹기 보다는 가끔 특별 식사로 공급하는 것이 좋다. 등푸른 생선(고등어, 연어 등)이 뇌세포 구성에 필요한 DHA(Docosa Hexaenoic Acid)를 함유하고 있어 좋은 음식물이 되지만, 중금속 섭취의 위험때문에 주 3회 이하로 섭취하는 것이 좋다. 흡연은 중단하며 과도한 음주는 피한다.

③ 나름대로 즐겁고 유쾌한 생활을 한다. 항상 머리를 쓰기 위해 노력한다. 두뇌 회전을 이용하는 어떤 종류의 활동이건 모두 도움이 된다. 특정 게임이나 특정 활동만이 치매 예방에 도움이 되는 것이 아니다. 나이가 들더라도 요리, 빨래, 청소 및 시장보기, 물건 사기 등을 가족들에게 의지하지 않고 본인 스스로 하도록 최대한 노력하는 것이 좋다.

일반적으로 귀찮게 생각되는 살림살이 활동이 실제로 뇌에는 좋은 자극이 된다. 뇌를 자극하기 위해 특별한 인지 치료도 도움이 되지만, 어렵고 전문적인 치료가 아니라도 생활 속에서 쉽게 할 수 있는 활동으로 얼마든지 뇌 자극에 도움을 줄 수 있다. 예를 들어 독서, 음악감상, 화초 키우기, 동물 키우기, 여러 취미활동을 즐겁게 하는 것은 매우 훌륭한 뇌자극 치료이다. 매일 단순 계산 문제 훈련, 글쓰기 등을 규칙적으로 하는 것도 모두 도움이 된다. 진료실에서 환자들에게 문화센터 강좌듣기, 규칙적으로 친구 만나기, 가벼운 운동 프로그램에 참여하기(에어로빅, 수영, 아쿠아 댄스, 스트레칭, 요가, 실내 골프장에서 스윙 연습 등), 외국어 배우기 등을 추천한다. 취미활동의 깊이와 재미를 늘려가는 활동, 종교활동 등은 모두 심리적으로 안정감을 주며 즐거운 뇌자극을 유도하여 훌륭한 도움을 준다. 스트레스, 불안, 걱정, 우울증 등은 뇌와 신체에 매우 안 좋은 영향을 미친다. 다양한 활동을 통해 부정적인 감정을 잊고 최대한 평안하도록 노력하는 것이 좋다.

④ 걷고, 운동하는 시간을 규칙적으로 실천한다. 앞에서 얘기한 나름대로 즐겁게 지내기 위해서도 운동이 매우 도움이 되며 운동은 뇌혈류량을 증가시켜 치매 예방에 좋은 영향을 미친다. 격렬한 운동 보다는 걷는 정도의 가벼운 운동을 하되 너무 덥거나 추울 때는 실외 활동보다 실내에서 할 수 있는 스트레칭, 실내 자전거 타기, 헬스클럽에서의 근력 운동이 도움이 될 수 있겠다. 매일 30분씩 걷는 것을 기본으로 이 이상의 운동을 할 수 있다면 조금씩 강도와 재미를 늘려가는 것이 좋다. 매일이 어렵다면 주 3회로 시작하자. 뇌졸중 예방을 위한 운동 설명과 비슷한 내용이므로 앞의 내용을 참조하면 도움을 받을 수 있다 (p. 17–19 참조).

⑤ 자유롭게 낮에 물을 많이 마셔서, 뇌세포가 항상 충분한 수분 속에 기

능을 최대한 발휘하게 한다. 뇌세포 뿐 아니라 신체 구석구석 충분한 수분을 공급한다면 세포의 기능을 항진시켜 낮에 더욱 활력있게 해준다. 낮에 활력이 있다면 앞에서 제시한 치매 예방 활동을 보다 열심히 적극적으로 할 수 있을 것이다.

이 외에도 기존 질환의 치료와 관리를 위해 병원을 정기적으로 방문하고 의사의 조언에 귀를 귀울이는 것 모두가 치매 예방에 도움이 된다. 아는 것보다 실천이 더 중요하다는 것을 꼭 기억하자.

C) 치매 예방 생활 수칙을 실천하기 위한 마음가짐

혼자 지내는 시간은 특히 노후 생활에 활력을 잃게 한다. 주 2-3회는 밖에서 할 수 있는 정기적인 사회활동을 만든다. 직장이 있어야만 사회활동을 하는 것이 아니다. 친구와 함께 영화보기, 식사하기, 노인 복지회관에서 강연 듣기, 문화센터에서 배우고 싶은 취미활동 배우기, 자원봉사하기, 종교 활동하기 등 다양한 활동을 자신의 역량에 맞추어 계획을 세워서 실천한다. 학생들만 방학계획표가 필요한 것이 아니다. 어르신들도 주 단위로 하루에 1-2개의 활동으로 계획을 세워 벽에 계획표를 만들어 붙여 놓으면 좋다. 눈으로 보는 계획표는 의욕을 고취시키고 늘어지려는 생활을 규칙적으로 만들어 주어 훨씬 적극적으로 실천할 수 있게 해준다.

질병을 이미 진단 받은 경우, 또는 노화로 인해 여러 불편한 증세가 있을 경우 현재의 상황을 있는 그대로 받아들인다. 불편함의 뿌리를 뽑고 아예 없애는 것은 나이가 젊어지면 가능할 것이다. 그럴 수 없기 때문에 가장 안 좋은 상황을 피하는 것을 목표로 설정하는 것이 좋다. 어르신들이 이제까지 제시한 노력을 실천할 수 없는 이유 중 상당부분이 이런 불편함을 완전히 없애고 병이 없어져야 치료의 효과라고 생각하는 마음이 강하여 미리 실망하고 지치기 때문 이기도 하다. 너무 높은 목표를 설정하면 그 과정에서 많이 지치고 흥이 나지 않는다. 현실적으로 달성할 수 있는 구체적인 목표 안에서, 증세를 없애는 것이 아니라 증세를 어제보다는 좋아지게 하는 것, 1주전 보다, 한달전보다 조금씩 낫도록 노력하는 것으로 만족할 수 있어야 한다. 그러다 보면 자신도 모르게 견디기가 훨씬 쉬워질 것이다. 물론 질병과 노화가 시간에 따라 진행한다는 사실도 받아들여야 한다. 치료를 해도 진행이 완전히 멈춰지는 것이 아니므로 어느 정도의 악화되는 과정은 있을 것이다. 그것을 너무 괴롭지 않게 잘 조절할 수 있도록, 요령 있게 증세를 견딜 수 있도록 하는 것을 목표로 삼아야 한다. 또한 질병 자체나 노화로 인한 불편함을 잊을 수 있는 즐거운 활동에 몰두하는 연습도 필요하다. 의사와 환자와 보호자가 질병의 치료를 위해 최선을 다하지만, 그래도 해결이 안 되고 아무런 효과가 느껴지지 않는 시점이 있다. 인생의 모든 것이 시작이 있으면 끝이 있는 것처럼 질병도 노화도 인생의 끝을 향해 조금씩 변화해 가는 과정이 아닐까? 노력으로 안 되는 시점에서는 과감히 그 문제를 받아들이고 다가올 인생을 조금 불편한 친구인 노화와 질병과 함께 맞추어 가며 살아가기로 마음 먹는다면 훨씬 유익할 것이다. 말처럼 이런 과정이 쉽지 않기 때문에 저자는 종교생활을 강력히 권유한다. 이 세상을 창조하고 다스리시는 절대자와 함께하는 종교생활은 노화와 질병으로부터 자유로움을 주며 마음을 쉽게 다스리게 해준다. 다음은 대한치매학회 홈페이지에 실려 있는 미국 레이건 대통령의 편지 일부이다. 미국 레이건 대통령은 알쯔하이머병을 진단받고 투병하면서 많은 미국 국민들에게 경각심을 주기 위해 이 병에 대해서 홍보하였다. 또 모범적으로 병을 대하는 긍정적 자세를 보여주어 많은 이들에게 감동을 주었다. 환자에게 다가온 질병에 대해 어떻게 대처할 것인가를 긍정적으로 고민하는 것은 질병을 극복하고 행복한 생활을 하는데 매우 도움이 된다.

친애하는 미국인 여러분

나는 최근에 알쯔하이머병에 걸린 수백만 미국인들 중의 한 명이 되었다는 이야기를 들었습니다. 이 사실을 알고 낸시와 나는 이 사실을 우리의 개인적인 비밀로 할 것인가 아니면 여러 사람들에게 알릴 것인가를 결심해야 했습니다.

예전에 낸시는 유방암을 앓은 적이 있었고 나는 암 수술을 받았었습니다. 이때 우리는 이런 사실들을 세상에 알림으로써 이 병에 대한 일반인들의 관심을 높일 수 있다는 것을 알았고, 그 결과로 더욱 많은 사람들이 검사를 받았었기에 기뻤습니다.

그들은 암의 초기에 치료를 받았고 정상적이고 건강한 생활로 돌아갈 수 있었습니다. 그래서 지금도, 우리는 이러한 것을 여러분들과 나누는 것이 중요하다고 느꼈습니다. 우리는 내가 알쯔하이머병에 걸렸다는 사실을 여러분들에게 알림으로써 이 병에 대한 보다 많은 관심이 유발되기를 진심으로 바랍니다. 이렇게 함으로써 이병으로 고생하는 환자와 그 가족들에 대한 이해를 높일 수 있을 것입니다.

아직은 괜찮다고 느끼는 지금, 나는 신이 나에게 준 이 땅위에서의 나머지 인생을 지금까지 항상 해 온 일들을 하면서 지낼 것입니다.

나는 내 인생의 여정을 사랑하는 아내 낸시와 내 가족들과 함께 할 것입니다. 나는 지지자들과 함께 할 계획을 가지고 있습니다. 불행하게도 내가 알고 있는 알쯔하이머병이 점차 심해지면 가족들이 힘든 고통을 겪을 것입니다. 나는 내 아내 낸시를 이 고통스러운 경험에서 구할 수 있는 어떤 방법이 있기를 바랍니다. 그때가 오면 여러분들의 도움으로 그녀는 믿음과 용기를 가지고 굳게 맞설것이라고 믿습니다.

마지막으로 나에게 이 나라의 대통령으로써 일할 수 있었던 큰 영광을 준 여러분들께 감사드립니다. 언제일지 모르나 하나님께서 당신의 집으로 나를 부를 때, 나는 조국에 대한 깊은 사랑과 조국의 장래에 대한 영원한 희망을 가지고 떠날 것입니다. 이제 나는 내 인생의 황혼기로의 여행을 시작합니다. 미국의 앞날에는 항상 밝은 아침이 있을 것임을 믿습니다.

감사합니다, 친구들.

신의 축복이 있기를 기원합니다.

로날드 레이건

출처; 대한 치매 학회 홈페이지

D) 치매 예방을 위한 사회활동

치매가 아직 나타나지 않은 경도 인지장애이거나 전혀 검사상 이상이 없는 기억장애 환자, 또는 우울증 환자를 비롯한 모든 어르신들에게 치매 예방을 위해 사회 활동은 꼭 필요하다. 주 1회나 월 2회 정도는 최소한 정기적인 모임이 있는 것이 좋다. 종교 활동일 수도 있고 취미활동 모임, 봉사활동, 동창모임, 친구 모임등 다양한 형태의 모임이 모두 도움이 된다. 이것 역시 스트레스가 되지 않고 관계가 좋은 사람들이 모일 수 있도록 열심히 제대로 참가해본다. 저자는 어르신들의 봉사활동이 남을 위한 봉사가 아니라 자신의 노후 생활을 위한 보약이라고 생각한다. 일반적으로 사회활동이라 하면 직장을 다니며 금전적 수입이 있거나 취미활동으로 자신이 즐기는 여가 활동을 하는 것으로만 국한시켜 생각하는 경향이 있다. 물론 이러한 활동도 사회 생활이지만, 이외에 봉사활동도 매우 훌륭하고 의미 있는 사회 활동인 점을 강조하고 싶다. 여기서 봉사활동이 남을 위한다는 관점에서 의미 있다고 생각하는 것이 아니라 남을 위해 활동하는 형태를 갖추고 있지만, 사실은 자신을 위한 활동이라는 것이다. 자신의 시간과 돈과 에너지를 써서 남을 도와주는 것이지만, 사실은 자신이 마음만 먹으면 할 수 있는 봉사활동은 자신에게 매우 활력이 되고 재미를 느끼게 해준다. 노후생활에서 사회활동은 시간 남고 몸이 편할 때만 하는 활동이 아니다. 각자의 노후생활에 봉사활동을 비롯한 사회활동이 보약인 것으로 생각하고 일부러 시간을 할애해서 약속을 잡고 항상 실천하는 습관이 있어야 한다. 친구 한 명을 만나도 좋다. 종교생활도 마음의 안정을 찾고 목적을 가지고 움직일 수 있는 쉬운 실천이다. 맛있는 음식을 맛보기 위한 모임도 좋을 것 같다. 반드시 주1회 또는 월 2회라도 이러한 규칙적인 활동이 몸에 습관이 되도록 동무를 만들어 같이 사회 활동을 해 보자.

6) 치매에 대한 일반적 궁금증

Q 치매가 급증하는 원인에는 어떤 것들이 있을까요?

A 치매는 노화와 함께 증가하는 증세이므로 평균 수명이 길어진 현대 사회에서 이전보다 더 많이 보게 되는 것 같다. 예를 들어 알쯔하이머병이 잘 일어나는 유전자를 가진 환자가 80세 이후에 치매가 나타날 수 있는데, 젊어서 다른 사고, 암, 질병 등으로 사망했다면 이 환자는 치매로 진단 되기 전에 사망했으므로 치매가 아닌 정상 환자로 자료를 남긴다. 이전에는 치매에 대한 인식이 부족해서, 치매 말기의 심한 이상 행동증세(예를 들면, 밥을 먹고 나서도 배고프다고 하고, 변을 보고 만지작 거리는 행동 또는 귀신을 보거나 대소변을 가리지 못하는 것)를 치매로 생각했다. 그러나 이러한 이상 행동이 전혀 보이지 않더라도 판단력, 기억력 등 신경 심리 검사상 인지기능의 저하를 보이며 독립적으로 생활하는데 장애가 있다면 치매로 진단할 수 있다. 따라서, 얌전하고 겉으로 보기에 이상한 행동이 없어 보여도 의학적으로 치매일 수 있는 것이다. 즉, 치매가 급증하는 원인으로 치매의 진단기준이 전문화되면서 이상 행동을 보이기 전의 환자도 치매로 진단되는 경우가 많아졌으며 평균 수명이 길어져 치매가 잘 나타나는 연령군이 증가했고 치매의 원인이 되는 성인병이 예전보다 많이 증가한 원인 등을 그 이유로 생각할 수 있다.

Q 치매는 불치병인가요?

A 치매는 불치병이기도 하고 또한 불치병이 아니기도 하다. 치매의 원인이 무엇이냐에 따라 치료가 되기도 하고 근본 완치가 어렵기도 하다. 앞에서 설명한 치매의 종류 중에 퇴행성 뇌질환 치매라고 하는 알쯔하

이머병, 루이체 치매, 전두 측두엽 치매, 파킨슨병 치매 등은 병이 없던 병전 상태로 돌이킬 수 없으므로 불치병일 것이다. 그러나, 이런 병들도 환자의 상태를 약물로 잘 조절하면 삶의 질을 상당히 높일 수 있으므로 아무 것도 도울 수 없는 불치병은 아닐 것이다. 또한, 혈관성 치매에서는 뇌졸중 예방에 힘쓴다면 치매를 예방할 수 있고 악화를 막을 수 있다. 뇌손상, 우울증, 뇌종양, 뇌수두증, 내과적 대사 이상 때문에 발생하는 치매는 기존 질환을 치료함으로써 뇌기능을 정상 상태로 돌이킬 수도 있기 때문에 치료 가능한 치매라고 볼 수 있다. 하지만, 이미 뇌 형태의 손상이 와 있고 흔적이 남은 상태라면 완치는 어렵다고 봐야 한다.

Q 치매는 유전인가요?

A 치매를 일으키는 원인 중 알쯔하이머병 같은 경우는 발병 전 10-20년 전 부터 뇌구조에 이미 이상이 시작된다. 따라서, 조기에 알쯔하이머병을 발견하기 위해 10-20년 전에 치매 가능성을 예측할 수 있는 방법이 있다면 매우 유용할 것이다. 이러한 방법으로 유전자 검사가 있는데, 그중 가장 흔히 시행하는 검사로 아포 지단백 E형(Apolipoprotein E; Apo E)을 혈액검사를 통해 할 수 있다. 아포 지단백 E형의 종류 중 E4를 가지고 있으면 알쯔하이머병의 위험도가 높아진다. 그러나 Apo E4를 가지고 있다고 반드시 알쯔하이머병이 발현되는 것은 아니며 Apo E4를 가지고 있지 않다고 해서 알쯔하이머병 또는 치매 증세가 생기지 않는다라고 말할 수도 없다. 아포 지단백 E형 중 E4는 알쯔하이머병에 대한 원인 유전자가 아니라 위험 유전자이다. 이는 전문적인 지식으로 이해해야 하는데, 쉽게 말하자면 아포 지단백 E형 중 E4가 알쯔하이머병을 일으키는 것은 아니고 알쯔하이머병이 잘 일어나도록

환경은 제공할 수 있다는 것이다. 치매란 여러가지 원인 질환에 의해 유발될 수 있어서 유전자 외에 다른 원인이 더 많은 영향을 미칠 수 있다. 일반적으로 직계 가족에 알쯔하이머병 환자가 있는 사람의 경우 알쯔하이머병은 2배 정도 더 흔하게 관찰된다. 그러나, 이것때문에 알쯔하이머병이 유전병이라고 단정할 수는 없다. 알쯔하이머병 환자 중 아주 극소수만 유전되는 알쯔하이머병의 원인 유전자를 가지게 된다. 가족성 알쯔하이머병을 일으키는 유전자로는 21번 염색체의 APP 유전자, 14번 염색체의 presenilin-1(PS-1), 1번 염색체의 presenilin-2 유전자(PS-2)등이 있다. 이러한 유전자를 가진 가족성 알쯔하이머병은 발생 연령이 매우 낮아 60대 이전에 치매가 나타나기도 하여 초로기 치매라고 하고 이 경우는 유전병이라고 할 수 있을 것이다. 하지만, 알쯔하이머병을 가진 환자 중 이런 유전자를 갖는 경우는 매우 드물다. 일반적인 알쯔하이머병의 원인을 말할 때 알쯔하이머병의 위험에 대한 유전적 성향-원인 유전자와는 다르며 병이 잘 일어나는 유전자의 환경을 말한다-과 환경간의 상호작용으로 발병한다고 이해하는 것이 더 타당하다. 치매는 앞에서 언급한 가족성 알쯔하이머병이 아니라면 반드시 유전되는 것은 아니며 가족 중에 치매 환자가 있다해도 치매에 걸릴 확률보다는 걸리지 않을 확률이 더 높다. 따라서, 가족중에 치매 환자가 있다고 해도 미리 단정하거나 좌절할 필요는 없다. 앞에서 제시한 치매 예방을 위한 노력을 하고 조기 검진을 받는 것이 더 중요하다.

Q 알쯔하이머병은 뇌에 무슨 이상이 생기는 것인가요?

A 알쯔하이머병 환자의 뇌 조직에서는 노년판(Senile plaque)과 신경원섬유 매듭(Neufibrillary tangle)이 많이 쌓여 신경세포가 죽는 현상이 일어난다. 신경세포가 군데군데 죽게되면 전기줄 형태로 복잡하게 얽

혀 있는 뇌 구조가 부분부분 끊어지게 되고 이것이 기억력, 판단력 이상 등의 뇌기능 이상을 초래하게 하는 것이다.

Q 노인성 우울증이 심해지면 치매가 오나요?

A 노인성 우울증에서는 집중력, 기억력 저하 등의 인지기능장애가 흔하게 나타나기 때문에 노인성 치매와 비슷하게 보인다. 실제로 치매가 의심되어 내원한 노인 환자들 중 상당 수가 알쯔하이머병 보다는 노인성 우울증이 더 큰 영향을 미쳤다라는 연구도 있다. 알쯔하이머병, 혈관성 치매, 루이체 치매, 전두 측두엽 치매, 파킨슨병 치매 등의 퇴행성 뇌질환이 없다면 노인성 우울증만으로 인지 기능 저하가 생긴 경우는 올바른 진단과 치료를 받게 되면 거의 정상으로 회복이 될 수 있다. 하지만, 많은 퇴행성 뇌질환 환자가 우울증을 자주 동반하므로 우울증을 동반한 퇴행성 뇌질환 치매의 경우는 우울증 치료를 해도 치매가 정상으로 회복되지 않는다. 우울증으로 인한 인지 기능 저하는 이외에도 우울한 기분, 의욕저하, 식욕저하, 불면, 초조감, 신체증상 등의 증상이 동반되어 있다. 이런 경우에는 치매 증상에 관하여 걱정을 많이 하고 실제 검사의 이상 보다 주관적으로 증세를 더 크게 호소할 수 있다. 한편 최근 많은 연구에서 우울증이 알쯔하이머병, 파킨슨병 같은 퇴행성 뇌질환의 병전에 나타나는 증세일 수 있다고 발표하였다. 우울증이 순수하게 그 자체만으로 치매처럼 보이게 할 수도 있고, 알쯔하이머병과 같은 퇴행성 뇌질환의 전조 증세일수도 있으니 노인성 우울증에 대해서 간과하지 않아야 하는 것은 분명하다. 따라서, 노인성 우울증을 조기 발견하여 적극적으로 치료해야 할 것이며 향후 치매로 발전하는지에 대해서 의학적인 관찰이 필요할 것이다.

Q 병원에서 받는 치매 검사에는 어떤 것들이 있나요?

A 치매검사는 한가지 검사로 진단을 할 수 있는 것도 아니고, 누구에게나 같은 검사가 진행되는 것도 아니다. 병원마다, 치매를 진료하는 의사의 의견에 따라, 환자 상태에 따라 다양하게 진행될 수 있다. 그 중 일반적인 기본 검사로는 기억력/인지기능 검사(신경심리검사), 뇌 형태의 이상을 관찰하는 뇌자기공명 영상촬영(Brain MRI) 또는 뇌컴퓨터단층촬영(Brain CT) 검사를 시행한다. 또한 치매의 원인이 될 수 있는 내과적 질환의 감별을 위해 혈액검사(갑상선 호르몬, 비타민, 혈청매독검사, 당뇨, 고지혈증 등 기본적인 혈액검사), 혈액으로 확인하는 알쯔하이머병에 대한 위험 유전자 검사, 퇴행성 뇌질환의 원인 유전자 검사 등을 시행한다. 이외에도 치매의 종류에 따라 추가 검사가 다양하게 진행될 수 있다. 아밀로이드 뇌영상(PiB – PET) 검사는 알쯔하이머 치매의 진단에 상당히 정확한 정보를 줄 수 있지만, 비용이 비싸고 시행할 수 있는 기관에 제한이 있으며 임상 증세와 함께 고려하여 신중하게 결과를 판단해야 한다.

Q 치매 검사 및 치매 치료에 있어 정부의 지원은 어떻게 되나요?

A 최근 국가에서 치매 환자와 보호자의 고통을 분담하기 위해 복지 차원의 많은 혜택과 시스템을 정비했다. 자세한 내용은 정부 기관의 홈페이지를 참조하면 많은 도움을 받을 수 있다. 보건복지부는 효율적인 한국형 치매 서비스망을 구축하기 위해 중앙치매센터를 통해 치매 환자와 보호자의 어려움을 해결하고자 노력하고 있다(https://www.nid.or.kr). 중앙치매센터는 치매에 관해서 치매관련제도, 정보, 지원서비스, 돌봄, 케어 기술까지 무엇이든지 물어볼 수 있게 24시간 365일 치매상담콜센터를 마련하였다(1899–9988). 치매 환자의 사회적 서비스 이용에

대하여 본 책의 chapter 3에 자세히 소개되어 있다(p. 142 – 150 참조).

Q 치매는 성격이 예민한 사람이 더 잘 걸린다고 하는데요?

A 성격이 예민하다는 기준을 객관적으로 정하기 어렵기 때문에 모든 경우에 그렇다고 볼 수는 없다. 다만, 치매는 판단능력이 현저히 떨어져 본인이 원래 가지고 있는 성향이, 아무런 이성적 제재없이 표출되는 경우가 많다. 따라서, 본래 편안하고 낙천적인 성격을 가진 경우라면 그만큼 치매 상태에서도 편안할 가능성이 크다고 볼 수 있다.

Q 화투를 많이 치면 치매가 예방되나요? 머리 쓰는 공부나 독서가 치매 예방에 도움되나요?

A 화투뿐 아니라 무언가 새로 배우는 것, 의욕을 갖고 취미생활에 몰두하는 것, 집안일을 열심히 하는 것, 은행일을 스스로 하는 것, 공부, 독서 등 종류에 상관없이 뇌기능을 이용해서 하는 생활의 모든 활동이 치매를 예방하는 노력이다. 늘 해왔던 일상적인 시장보기, 요리하기, 은행일 보기 등을 신체적인 상태가 허락하는 한 다른 사람에게 맡기지 않고 스스로 지속하는 것이 좋다. 또, 새로운 공부를 시작하는 것도 뇌를 자극하여 매우 도움이 되고 종교 활동 등 모든 사회생활이 치매 예방에 도움이 된다. 즉, 혼자 동떨어진 외로운 생활이 아니라 함께 어울리는 사회활동과 운동, 일정한 역할을 수행하는 것은 모두 치매예방에 매우 도움이 된다.

Q 흡연과 음주가 치매에 어떤 영향을 미치나요?

A 흡연은 일부러 언급하지 않아도 인체에서 일어나는 대부분의 암을 유발하며, 뇌혈관, 심장혈관 질환을 일으키는 일등 공신으로 건강에 치명적인 해를 미친다는 사실은 모두가 알고 있다. 뇌혈관 질환은 혈관

성 치매를 일으키는 주요 원인이므로 뇌혈관 질환과 매우 밀접한 연관을 가진 흡연은 반드시 중단해야 한다. 파킨슨병이 흡연으로 약간의 보호를 받고 있을 것이라는 연구결과가 있으나 워낙 흡연이 안좋은 영향을 미치는 부분이 많으므로 뇌건강에서는 명백히 득보다 실이 많다고 생각해야 한다. 음주는 하루 1–2잔의 적색 포도주가 치매를 예방할 수 있다는 연구가 있지만, 그렇다고 음주가 치매 예방에 도움이 되는 것처럼 판단하는 것은 곤란하다. 포도주에 있는 '레스베라트롤(resveratrol)'이라는 유익한 폴리페놀 성분의 항산화, 항염증 효과가 아밀로이드가 만들어지는 것을 방해하여 알쯔하이머병, 노화를 예방하고 수명을 연장해 주는 역할을 한다. 하지만, 이는 포도 등의 베리류 과일에서 얻을 수 있는 것이고, 술이 그것을 가능하게 해주는 것이라고 보기는 어렵다. 포도주 조차 과음으로 인해 과량으로 알코올을 섭취한다면 오히려 신경세포 퇴행을 촉진시키며 다른 술은 더욱 그렇다고 볼 수 있다. 최근 적당량의 알코올이 뇌졸중 및 심혈관 질환을 예방할 수 있다는 연구결과가 발표되었는데, 적당량에 대해 확실한 기준이 없고 반대 결과도 많다. 따라서, 흡연과 음주는 치매에 좋은 영향보다는 나쁜 영향을 미칠 가능성이 크므로 흡연은 중단하고 음주는 주 1–2회 1–2잔 정도로 가볍게 하는 것이 좋다.

Q 기억력이 떨어지면 내가 혹시 치매가 아닐까 걱정되는데 어떤 기준으로 병원을 찾아야 할까요?

A 누구나 나이들수록 기억 세포의 기능이 떨어지기 때문에 기억력 저하를 느낀다. 그러나 모든 기억력 저하가 치매의 초기 증세는 아닐 것이다. 주관적 기억력 장애(Subjective Memory Impairment; SMI)도 있고 경도 인지 장애(Mild Cognitive Imapirment; MCI), 초기 치매 등의

가능성이 모두 있을 수 있다. 자세한 의학적 분류는 의사에게 맡기고 기억력이 떨어져 걱정이 될 때 표 3과 같은 항목을 확인해 보자. 이는 한국 치매 선별 설문지(Korean Dementia Screening Questionnaire)로서 치매 전문 의료진이 연구를 통해 개발했고 환자를 진료할 때 평가하는 도구이다. 이 항목들에 대해서 6점 이상이면 병원을 방문하여 검사를 진행하고 전문 의료진과 상담하는 것이 좋다.

표 3 **한국 치매 선별 설문지** (Korean Dementia Screening Questionnaire)

내용	아니다 (0점)	가끔 (조금) 그렇다 (1점)	자주 (많이 그렇다 (2점)
1. 오늘이 몇월이고 무슨 요일일지 잘 모른다.			
2. 자기가 놓아 둔 물건을 찾지 못한다.			
3. 같은 질문을 반복해서 한다.			
4. 약속을 하고서 잊어버린다.			
5. 물건을 가지러 갔다가 잊어버리고 그냥 온다.			
6. 물건이나 사람의 이름을 대기가 힘들어 머뭇거린다.			
7. 대화 중 내용이 이해되지 않아 반복해서 물어본다.			
8. 길을 잃거나 헤맨 적이 있다.			
9. 예전에 비해서 계산 능력이 떨어졌다.(예; 물건 값이나 거스름돈 계산을 못한다.)			
10. 예전에 비해 성격이 변했다.			
11. 이전에 잘 다루던 기구의 사용이 서툴러졌다.(예; 세탁기, 전기밥솥, 텔레비전 리모콘 등)			
12. 예전에 비해 방이나 집안의 정리 정돈을 하지 못한다.			
13. 상황에 맞게 스스로 옷을 선택하여 입지 못한다.			
14. 혼자 대중교통수단을 이용하여 목적지에 가기가 힘들다. (관절염과 같은 신체적인 문제로 인한 것은 제외함.)			
15. 내복이나 옷이 더러워져도 갈아입지 않으려고 한다.			
점수	/ 30		

Q 치매 예방약이나, 예방주사가 있나요?

A 알쯔하이머병 환자의 뇌에는 아밀로이드라 불리는 단백질이 노년판을 형성하고 있으며 이 단백질을 아밀로이드 42라고 부른다. 전세계의 뇌 과학자와 의학자들이 알쯔하이머병을 유발하는 단백질 및 노년판을 없애거나 더 이상의 증가를 억제하는 약을 개발하기 위해 연구하여 왔다. 그 결과 미리 아밀로이드에 대한 항체를 넣어주어 아밀로이드 노년판이 생기는 것을 억제하는 실험을 하였지만, 뇌염 등 부작용이 발견되어 아직까지 상용화되지 못하고 있다. 치매의 종류 중 가장 연구가 발전된 알쯔하이머병에 대해서도 아직, 이런 상태이므로 다른 치매를 예방하는 백신이 가까운 시일 내에 개발되기는 어렵다고 생각된다. 최근에 독성을 낮추고 면역성을 높인 새로운 예방주사를 개발하기 위해 전세계 의학자들이 열심히 연구하고 있고 몇가지 연구에서는 상당히 희망적인 결과를 주기도 했다. 그러나, 아직 해결해야 할 의학적, 윤리적인 문제가 많이 남아있는 실정이다. 아직까지 치매의 원인이 되는 질병을 뿌리 뽑는 것이 어려울지라도, 그 외의 환경 조건은 노력에 따라 치매 예방에 영향을 줄 수 있다. 치매 예방을 위해 예방 백신 및 약에 기대하는 것 보다는 이제까지 언급한 생활 수칙을 잘 실천하는 것이 더 실제적인 치매 예방법이 될 수 있겠다. 삼성 서울병원 나덕렬 교수님은 이러한 생활 수칙을 '진인사 대천명'이라는 구호로 홍보하고 있다.

진盡 : 진땀나게 운동하고

인人 : 인정사정없이 담배 끊고

사事 : 사회활동을 열심히 하고

대待 : 대뇌 활동을 활발히 하고

천天 : 천박하게 술 많이 마시지 말고

명命 : 명을 연장하는 식사를 하자

'진인사 대천명'은 많은 사람이 아는 대로 사람으로서 자신이 할 수 있는 최선을 다한 뒤에 하늘의 뜻을 받아들여야 한다는 삼국지에 나오는 내용이다. 어떻게 보면 노력으로 완전히 막을 수는 없다는 뜻처럼 들리지만, 오히려 노력을 통해 최선을 다할 수 있다고 해석할 수 있을 것이다. 열심히 건강 생활 수칙을 실천하는 것이 치매의 예방법이고 예방주사이다.

Q 치매환자가 국민건강 보험공단의 노인장기요양 보험으로 받을 수 있는 혜택에는 어떤 것이 있나요?

A 국민건강보험공단에 등급 신청을 하면 환자가 의사 소견서를 받을 수 있는 일련 번호가 나온다. 그 번호를 가지고 의사에게 방문하여 의사 소견서를 인터넷으로 접수하면 요양 필요도에 따라 국민 건강보험 공단에서 등급을 결정한다. 등급에 따라 주간 보호서비스나 방문 요양서비스를 받을 수 있다. 주간 보호 서비스는 환자가 아침에 주간 보호 센터를 방문하여 저녁에 귀가하는, 낮시간에 환자를 돌보는 서비스로 송영차가 와서 모셔가고 집까지 모셔다 드린다. 다양한 건강 체조 및 인지 재활 프로그램이 진행되기 때문에 치매 환자에게 낮시간을 유용하게 보내는 귀중한 기회가 된다. 만약, 환자가 거부하거나 주간 보호센터 방문이 어려운 환경이라면 방문 요양서비스를 받을 수도 있다. 치매 특별 등급 5등급일 경우 인지 활동형 방문 요양으로 가사 지원과 인지 활동형 프로그램을 집으로 방문하는 요양보호사를 통해 받을 수 있다. 물론, 주간 보호센터만큼 긴 시간은 아니지만 주간 보호서비스를 받을 수 없는 형편이라면 이런 형태의 서비스도 많은 도움이 된다. 더 진행된 치매 환자에 대해서 요양원이나 요양병원에 입소하여 받을 수 있는 혜택도 있다. 이런 내용은 매년 조금씩 바뀌기도 하므로 자세한 사항은

노인 장기요양 1577-1000번으로 문의하여 등급 신청 절차와 이용 여부를 상담 받을 수 있다.

Q 치매 예방에 좋은 음식이 있나요?

A 치매 예방에 대해 이제까지 많은 내용을 얘기 하였는데 이와 더불어 도움이 될 수 있는 음식에 대한 소개를 하겠다(출처; 치매, 음식이 답이다. 한설희, 아워홈 저, 참고문헌 참조 p. 192-201). 치매 예방은 어느 하나의 행위를 통해 보장되는 것이 아니라는 것은 계속 강조하였다. 치매 예방 음식을 먹기만 하면 치매가 예방되는 것이 아니다. 음식이 치매 예방에 도움은 될 수 있으나, 음식과 더불어 생활 수칙과 기존 질환에 대한 철저한 관리가 있어야 온전한 도움이 될 것이다. 치매예방에 도움이 되는 음식은 비단, 치매뿐 아니라 많은 성인병과 암예방에도 공통적으로 적용될 수 있는 웰빙 음식이다.

- 정제되지 않은 곡물

  현미, 보리, 통밀 등은 비타민 B1, 2, 6, niconitic acid 함량이 높다. 섬유질 함량이 높아 저작운동을 강화하여 뇌혈류량을 증가시키고 장운동을 활성화 하여 변비 예방 및 독성물질 제거를 돕는다.

- 제철 과일과 제철 채소

  색깔이 짙고 선명한 딸기, 블루베리, 각종 베리류, 토마토, 사과, 키위, 당근, 아스파라거스, 브로콜리, 파프리카, 귤, 오렌지 등은 비타민, 미네랄, 항산화제의 보물창고이다. 껍질에 항산화제가 더 많으므로 껍질째 먹을 수 있는 것은 껍질째 먹도록 한다.

- 붉은 색 과일과 채소

  붉은 사과, 빨간 피망, 라즈베리, 딸기, 토마토, 수박, 적채, 비트, 래

디시 등이 여기에 속하는데 색소 성분인 라이코펜(lycopene), 엘라직산(ellagic acid), 퀘서틴(quercetin) 등이 강력한 항산화 효과를 가지고 있어 퇴행성 뇌질환 및 각종 성인병의 발현을 예방해 주는 효과를 가질 수 있다.

- 오렌지색, 노란색 과일과 채소

노란 사과, 복숭아, 살구, 배, 망고, 감, 당근, 파인애플, 자몽, 호박, 노란 방울토마토, 레몬, 칸달로프(cantaloupe) 멜론 등이 이에 속하는데 베타카로틴, 플라보노이드, 라이코펜, 비타민 C등이 함유되어 있어 신경세포를 보호하며 치매 발생을 억제하는 역할을 할 수 있다.

- 녹색 채소와 관일

연두색 사과, 허니듀 멜론, 키위, 상치, 아보카도, 라임, 완두콩, 브로콜리, 녹색 피망, 주키니 호박, 청포도 등이 이에 속하는데 항산화 효과가 큰 물질인 클로로필(Chlorophyll), 루테인, 엽산, 베타카로틴 등이 함유되어 있다. 항산화 효과는 퇴행성 뇌질환 및 각종 성인병 예방에 매우 유익하다.

- 청색 및 보라색 과일과 채소

블랙베리, 포도, 블루베리, 건포도, 가지, 자두 등이 이에 속한다. 항산화 작용이 있는 루테인, 레스베라트롤(resveratrol), 비타민 C, 섬유소, 플라보노이드(falvonoid), 퀘서틴 등이 함유되어 있고, 이 성분들은 칼슘과 기타 미네랄 흡수를 돕고 암세포 성장억제, 면역력 증강 효과를 나타내며 신경세포가 죽어나가는 것을 막아서 치매 예방 효과를 나타낸다.

- 흰색 과일과 채소

바나나, 양파, 콜리플라워, 마늘, 감자, 생강, 무, 버섯 등이 여기에 속하고 항산화, 항염증 작용이 있어 신경세포를 보호한다.

- 오메가-3와 생선

잣, 아몬드, 호두 등에는 식물성 오메가-3가 풍부하고 연어, 고등어, 참치 등의 등 푸른 생선에는 동물성 오메가-3가 함유되어 있다. 오메가-3 지방산은 DHA(Docosahexaenoic acid)와 EPA(Eicosapentaenoic acid)로 이루어져 있는데 DHA는 신경세포막의 중요한 구성 성분으로서 신경세포의 기능 유지에 중요한 역할을 하며, EPA는 뇌혈류개선에 효과가 있을 것으로 추정한다. 또한 오메가-3 지방산은 혈중 콜레스테롤을 낮추고 고지혈증, 동맥경화를 예방해 준다. 혈중 오메가-3 농도가 낮아지면 우울증, 불안, 초조, 비만, 주의력 결핍, 행동 과다증이 생길 위험이 높아지며 혈중 농도가 높으면 인지기능이 더 호전된다는 연구가 있다. 오메가-3를 보충할 때는 건강보조식품으로 나와있는 보조제 보다는 식품 형태로 복용하는 것이 좋다. 생선은 오메가-3 지방산 외에도 비타민 A, 비타민 D, 비타민 B6, 비타민 B12 와 신경세포 강화작용을 하는 아미노산인 타우린, 아연, 요오드와 같은 유효성분이 함유되어 있어 어르신들의 노후건강에 붉은 색 고기 음식보다 유익한 영향을 준다(Burckhardt, et al. 2016, Sydenham, et al. 2012, Huhn, et al. 2015, Martins, 2009, Nishihira, et al. 2016, Kulzow, et al. 2016, Witte, et al.2014, Shen, et al. 2016).

- 강황(카레)

카레에는 투메릭(turmeric) 이라는 성분이 있는데 카레 요리에서 노란색을 띄게 한다. 이 투메릭 성분 중에서 가장 활성이 강한 것이 컬큐민(curcumin) 인데 강력한 항산화 및 항염증 효과가 있어 신경세포를 보호해 주며, 치매 및 퇴행성 신경질환의 발생 억제에 기여한다고 많이 연구되어 있다(Cole, et al. 2007, Xu, et al. 2007).

- 계피

이는 콜레스테롤을 떨어뜨리고, 우리 몸에서 인슐린이 효과적으로 이용될 수 있게 하여 당뇨 환자들에게 좋은 영향을 미칠 수 있다. 이런 작용이 제2 형 당뇨병, 심장병, 뇌혈관 질환의 위험을 줄일 수 있으며, 또한 계피 추출물에는 강한 항산화 효능이 있어 알쯔하이머병을 예방해 줄 것으로 기대되는 많은 연구 결과가 있다(Khan, et al. 2003, Madhavadas, et al. 2016, Hamidpour, et al. 2015, Modi, et al. 2015, Hüge 2015).

- 녹차

녹차에 들어있는 EGCG(epigallocatechingalate)는 폴리페놀의 일종으로 항산화 효능이 강해 유해산소로 부터 신경세포를 보호하여 신경세포가 빨리 퇴화하는 것을 막아준다. 또한 알쯔하이머병을 일으키는 베타아밀로이드 단백의 생산을 방해하여 알쯔하이머병 발생 위험을 줄여줄 수 있을 것으로 기대된다(Bitu, et al. 2015, Li, et al. 2014, Lardner, et al.2014, Smid, et al. 2012, Albarracin, et al. 2012, Kang, et al. 2010, Assunção, et al. 2010, de Mejia, et al. 2009, Dai, et al. 2006, Mandel, et al. 2006, 2004).

- 붉은 포도주

붉은 포도주에는 '레스베라트롤(resveratrol)'이라는 유익한 폴리페놀 성분의 함량이 높다. 이것은 항산화, 항염증 효과와 아밀로이드가 만들어지는 것을 방해하여 을 막아주며 노화를 억제하고 생명연장 유전자를 활성화시켜 수명을 연장해 준다. 그러나, 붉은 포도주라도 한 두 잔을 초과한 폭음을 한다면 오히려 신경세포 퇴행을 촉진시킬 수 있으니 주의하도록 한다(Braidy, et al. 2016, Pasinetti, 2015, Ma, et al. 2014, Bastianetto, et al. 2015, Granzotto, et al. 2014, Sun, et al. 2014, Nooyens, et al. 2014).

- 뇌 인지 기능에 영향을 미치는 중요 영양소

뇌 인지기능에 영향을 미칠 것으로 추정되는 영양소는 종류도 많고 전 세계적으로 많은 연구 결과를 내고 있다. 그러나, 모든 연구 결과가 항상 동일한 결과를 내는 것도 아니고, 아직까지 동물 실험이나 분자생물학적인 실험단계에서 밝혀진 내용이라 사람에게 확실한 근거를 가진다고 말할 수 없는 영양소도 많다. 그 중에서 그래도 대부분의 연구에서 공통적으로 일치하고 있고 대략적으로 사람에게 효과가 있을 것으로 추정되는 좋은 영양소를 참고문헌과 함께 표로 제시하였다(표 4). 이 표에 제시하고 있는 비타민 및 영양소를 포함한 건강기능식품을 꼭 구매하여 복용하는 것이 치매의 예방은 아니다. 예를 들어, 비타민 B군은 수용성이기 때문에 몸 안에 저장되지 않지만, 우리가 매일 먹는 거의 모든 음식에서 충분한 양을 얻어낼 수 있으니 식사를 잘 하는 사람이라면 굳이 비타민 복합체를 섭취할 필요가 없다. 그러나 노화를 겪을수록 소화기능이 떨어진다든지, 술을 많이 마실 때 음식을 소홀이 섭취하는 경우, 또는 위장 질병이 있어 음식물을 충분히 섭취하지 못할 경우 비타민 B부족이 쉽게 일어날 수 있다. 이런 경우에는 비타민 B복합체로 건강기능식품을 추가로 복용하는 의도적인 노력이 필요할 것이다. 그럼에도 불구하고 뇌 영양소의 보충은 음식을 통한 보충이 가장 자연스럽고 효과도 좋다는 것을 기억하는 것이 좋다. 우선, 제시한 영양소가 풍부한 음식물을 식사 때나 간식으로 충분히 섭취하도록 하자(Cao, et al. 2015, Araújo, et al. 2015, Shenb, et al. 2015).

표 4 뇌 인지기능에 영향을 미치는 중요 영양소

영양소	인지기능에 대한 영향	식품의 예
오메가-3 지방산	고령에서 인지기능 저하를 감소(Gelder, et al.,2007), 설치류의 외상성 뇌 손상의 인지기능을 호전(Wu, et al., 2004), 알쯔하이머병의 쥐 모델에서 인지 저하를 개선(Hashimoto, et al., 2005) (Calon, et al., 2004)	생선(연어), 아마씨, 크릴새우, 키위, 호두, 치아 씨앗
컬큐민	알쯔하이머병 쥐 모델에서 인지저하 개선(Frautschy, et al., 2001), 설치류의 외상성 뇌손상에서 인지저하를 개선(Wu, et al., 2006)	튜메릭(카레 향신료)
플라보노이드	설치류에서 운동과 병합요법시 인지기능 개선(Praag, et al., 2007), 고령에서 인지기능 개선(Letenneur, et al., 2007)	코코아, 녹차, 은행나무, 감귤류, 포도주(특히 적포도주), 다크 초코렛
비타민 B	비타민 B6, B12, 폴레이트를 경구투여 했을 때 여성에서 기억력 향진에 긍정적인 효과를 보임(Bryan, et al., 2002), 콜린부족 실험쥐에서 비타민 B12 섭취가 인지기능 저하를 호전시킴(Sasaki, et al., 1992), 비타민 B12 결핍이 치매를 유발하고 비타민 B군의 혈중 농도가 낮아지면 알쯔하이머병의 발생 위험이 높아질 수 있음(Cao, et al., 2015) (Gomez–Pinilla, 2008) (Yu, et al. 2016).	다양한 자연식재료, 비타민 B12는 식물에서 얻을 수 없음.
비타민 D	고령에서 인지기능 유지에 중요함(Przybelski, et al., 2007).	생선 간, 버섯, 우유, 두유, 곡류씨앗
비타민 E	설치류의 뇌손상에서 인지저하를 개선시킴(Wu, et al., 2004), 고령에서 인지저하를 감소시킴(Perkin, et al., 1999).	아스파라거스, 아보카도, 땅콩류, 올리브, 적색 종려유, 씨앗, 시금치, 식물성 기름, 발아 밀
콜린	설치류에서 뇌전증 유발 기억장애를 감소시킴(Holmes, et al., 2002), 사람과 쥐에서 콜린섭취와 인지기능 사이의 인과관계를 밝힘(McCann, et al., 2006).	달걀 노른자위, 콩고기, 닭, 송아지 고기, 칠면조 간, 양상치

Q 치매 환자를 집에 두고 가족이 며칠이라도 쉴 수 있는 치매 가족 휴가제가 무엇인가요?

A 치매 가족 휴가제는 2014년 부터 시행된 제도로 수발에 지친 가족들이 조금이라도 휴식할 수 있도록 치매 환자를 단기 보호 기관에 짧은 기간 보호 해드릴 수 있는 단기 보호 제도이다. 그러나, 단기 보호 기관을 이용한다는 것이 낯선 장소에 대한 불안감을 줄 수 있어 이용 후 환자의 상태가 불안정해지는 경우가 있다. 그래서 2016년 부터 치매 가족 휴가제가 보완되어 치매가 있는 수급자(1－5등급)를 돌보는 가족이 여행 등 일시적 휴식이 필요할 때 1년에 6일 이내로 단기 보호 또는 방문 요양 서비스를 이용할 수 있게 되었다. 다만, 24시간 방문 요양은 1－2등급 중증 치매 수급자만 이용할 수 있으며 본인 부담금도 있다. 24시간 방문 요양을 받게 되면 요양보호사가 집으로 와서 보호자를 대신하여 일상적인 돌봄 서비스를 제공하며 간호사나 간호 조무사가 방문 요양 서비스 기간 중 1회 이상 방문하여 도움을 준다. 이런 내용은 매년 조금씩 바뀌기도 하므로 자세한 내용은 노인 장기 요양 1577－1000번으로 문의하여 상담 후 진행 할 수 있다.

Q 부모님이 치매 진단을 받았지만, 이상한 행동도 하지 않으시고 보통 일상생활에 큰 문제는 없이 다만 예전보다 기억이 좀 떨어졌다 느끼는데 약물을 복용한 후 불편함이 있습니다. 꼭 지금 약물 치료를 해야 할까요?

A 일반적으로 생각하는 치매란 이상한 행동을 하거나 대소변을 가리지 못하는 경우, 망상과 환상, 환청을 표현하는 경우일 것이다. 하지만, 이런 단계는 이미 치매가 상당히 진행했을 가능성이 있다. 이전에 비해 기억을 포함하여 생활에서의 기능 이상이 조금이라도 느껴져 의학

적 진료 후 치매라고 진단 받았다면 약물을 복용하는 것이 훨씬 도움이 된다. 이 세상에 출시된 모든 약물은 효과와 부작용이라는 양면성을 갖는다. 약을 처방할 때 누구나 부작용이 일어나는 것이 아니기 때문에 적은 확률의 부작용을 감수하고 더 높은 확률의 효과를 기대한다. 대부분 효과를 경험하고 편안한 경우가 더 많다. 그러나, 부작용으로 인한 메스꺼움, 쳐짐, 수면 장애, 식욕저하, 소변장애, 어지러움 등이 나타난다면 주치의와 상의하여 약을 조절하면 된다. 감량하는 경우도 있고 다른 약으로 바꾸기도 한다. 그런 과정이 번거롭기는 하겠지만, 치매 치료와 진행을 지연시키고 삶의 질을 높이기 위해서는 포기 하지말고 실천해야 하는 과정이다. 치매 약물은 복용하는 동안에 주변 사람들이 알아챌 정도로 효과를 느끼기는 어렵다. 기억력이 갑자기 좋아지고 이상했던 많은 경우들이 정상적으로 돌아오는 것은 아니기 때문이다. 그러나, 여러 연구에서 치료 효과가 분명하다고 입증된 약물만을 의사들이 처방하기 때문에 주치의를 신뢰하고 약물 복용하기를 권유한다. 초기부터 치료를 받을 경우 8년동안 6,000만원의 비용을 절약할 수 있으며 집에서 가족과 함께 생활하기 어려워 요양원에 입소해야 하는 심각한 상태를 2-3년 지연시킨다고 되어있다. 치매 약물의 효과를 피부로 느낄 만큼 확실하게 느낄 수는 없어도 약물을 중단해 보면 환자의 상태가 불안정해지는 것을 느낄 수 있다. 따라서, 최선을 다하는 의미로 약물 복용을 규칙적으로 하고 의문이 나고 상담이 필요한 부분은 주치의와 상의를 하면 된다. 환자 본인과 가족이 임의적 판단으로 약물을 중단하거나 용량을 조절하지 말고 담당의사와 상의하여 가장 좋은 방향을 찾기 바란다.

증 례

누구나 한번쯤은 기억력이 예전 같지 않다는 느낌을 가져본 적이 있을 것이다. 저자도 수시로 이렇게 느끼기 때문에 전적으로 이해가 되고 공감이 간다. 마이어 루게(Meier-Rouge) 등의 연구에 의하면 인간은 천억개 정도의 뇌 신경세포를 가지고 태어나서 평균적으로 매일 10만개의 신경세포가 기능을 잃고 사라진다고 한다. 정상적인 경우 80세 노인의 신경세포 수는 약 19.7%가 감소되어 있다. 노화의 과정은 지속적으로 진행되기 때문에 뇌세포가 지금 이순간에도 조금씩 사라져 가고 있을 것이다. 정상 노화과정 중에 일어나는 이러한 과정이 얼마나 빨리 얼마나 넓게 진행되느냐에 따라 병적으로 진행하는 지를 가늠한다. P씨도 최근 급격히 기억력이 저하되는 느낌을 가지고 저자의 진료실을 찾게 되었다. 2-3년 전부터 느끼고 있었지만 70대에 접어든 이번 해 부터는 현저하게 기억력이 떨어진 것 같다고 했다. 냉장고에 무언가 가지러 갔다가 무엇을 가지러 왔는지 기억이 나지 않아 한참을 머뭇거리고 백화점에 물건을 사러 차를 가지고 갔는데 어디에 주차를 시켰는지 기억이 나지 않아 한참을 헤맨 적도 있다고 했다. 3일전에는 이전에 근무하던 직장 후배가 5년만에 찾아와서 만나게 되었는데 이름이 기억나지 않아 한참을 당황했었다고 했다. P씨는 뇌자기공명 영상촬영을(Brain MRI/MRA) 통해 뇌를 점검하고 신경심리검사를 시행하여 인지기능의 어느 부분이 이상이 있는 지 점검하였고 혈액검사를 통해 기억력 장애를 동반할 수 있는 내과 질환을 점검하였다. Brain MRI/MRA에서는 뇌종양을 비롯한 기타 뇌손상은 관찰되지 않았고 해마구조가 약간의 위축이 관찰되었으며 소공경색이라 불리는 뇌졸중의 작은 병변이 관찰되었다. 혈액검사에서 고지혈증과 갑상선 자극 호르몬 이상 소견이 관찰되었으며 알쯔하이머병의 위험도를 내포할 수 있는 아포 지단백 E형(Apo E) 유전자 검사에서 E2/3형태가 관찰되었다. 신경심리검사에서 최근 기억력이 정상보다 떨어지긴 했으나 전두엽기능, 집중력, 시공간 지각

기능, 언어 기능은 정상범주 였다. P씨는 고혈압이 있었고 은퇴 후에는 특별히 하는 일 없이 주 1회 정도 친구들을 만났으며 매일 부인과 함께 산책을 나가고 30분정도 걷는다고 했다. 흡연은 하지 않았으며 혈압약을 지속 복용하고 있었고 낮에 낮잠을 2시간 정도 자고 밤에는 잠이 오질 않아 뒤척인다고 하였다. 아침 식사는 규칙적으로 먹으나 점심식사는 부인이 집에 있으면 하고 아니면 건너뛰거나 하며 저녁식사는 고기반찬 반, 생선반찬 반 정도 먹고 있고 간식은 주로 초콜렛, 과자로 하는 편이라고 했다. P씨에게 치매 예방법은 무엇일까? P씨는 검사결과 고혈압, 고지혈증, 갑상선기능이상증, 경도 인지장애, 뇌졸중이 의심되며 치매 위험 유전자는 현재 없는 것으로 관찰된다. 치매 위험 유전자 종류인 아포 지단백 E형 중 E4가 없다고 해서 치매에 걸릴 위험이 없는 것은 아니며, 환자에게 진단된 고혈압, 고지혈증, 갑상선 기능이상증, 경도 인지장애는 치매의 위험을 높일 수 있으므로 관리해야 한다. 뇌졸중약, 고혈압약, 고지혈증약, 갑상선 기능 이상증, 경도 인지장애에 대한 약물 처방이 치매 예방일까? 물론 이런 약물을 통해 각 질환에 대한 악화를 막는 것은 분명히 치매의 예방에 도움이 된다. 저자가 말하고자 하는 것은 의사가 처방한 약물 복용만이 치매 예방의 전부가 아니라는 것이다. 우선, P씨의 생활에서 낮잠을 1시간 이상 자고 밤잠을 설치는 것은 절대적으로 치매 예방에 나쁜 영향을 미친다. 낮잠이 피로회복에 중요하여 나쁘지 않게 보는 의견도 있지만, 그것은 낮잠을 30분 이내로 짧게 잤을 때의 얘기다. 은퇴한 어르신이 특별히 바쁘지 않은 생활에서 낮에 취한 잠은 30분이 아니라 1시간 이상 심지어 2시간, 3시간이 될 가능성이 높다. 따라서, 저자는 환자들에게 매우 강조하는 낮잠의 규칙으로 아예 자지 않을 것을 강력히 권할 뿐 아니라, 눕지도 않고 눈도 감지 않는 것을 권하기 까지 한다. 물론 많이 피곤하여 힘들 때는 쉬는 시간도 필요하다. 하지만, 누워서 쉬지 않고 앉아서 편안히 쉬는 것을 권하는 것이다. 누워서 30분의 시간을 지킬 수 있다면 누워서 쉬어도 될 것이다. 그러나 말처럼 쉽지 않다. 30분은 1시간을 넘길 수 있고 2시간, 3시간 이상이 되어 밤 잠을 방해하는 습관으로 굳어진다. 많은 어르신들이 누워있는 생활을 하는 경우가 많고 그러다 보면 쉽게 낮잠에 빠지게 된다. 오랜시간 낮잠을 자면 낮에 다른 활동을 하는데 무력감을 주고 밤잠을 방해하는 일등 공신이 된다. 따라서 P씨는 낮잠을 자는 습관을 줄이거나 없애기 위해 낮에 무언가 규칙적으로 하는 활동이 필요하다. 저자가 환자들에게 자주 권하는 활동은 노인대학, 문화센터 강의 청취, 악기 배우기, 미술, 음악 등의 동호회 활동하기, 규칙적인 운동에 대한 계획이다. 매일이면 더욱 좋지만, 현실적으로 어렵다면 주 3회라도 규칙적 사회 활동이 고정되어 있어야 움직이게 되고 삶의 의욕이 생기며 생체리듬도 회복되어 활기차진다. 활기차게 충전된 에너지는 치매 예방을 위해 독서도 할 수 있고, 좋은 음식도 먹을 수 있고, 약도 규칙적으로 복용하게 하며 밤에 잠도 잘자게 하여 점점 회복되는 몸과 정신을 갖게 한다. 이런 것이 진짜 치매 예방이다. P씨의 경우는 규칙적으로 산책을 하고 있어 매우 모범적인 생활을 하는 편에 속한다. 매일의 산책은 그대로 유지하되 근력을 키우는 운동을 조금 더 보강하면 좋을 것 같다. 산책시간과 횟수를 더 늘려도 좋고 평지로만 운동하기 보다는 층계를 오르내리는 운동을 같이하면 좋을 것 같다. 이런 생활의 노력과 실천이 P씨에게 최대한 치매가 늦게 발현되도록 도와줄 것이다.

3. 파킨슨병

1) 파킨슨병의 정의와 증세

파킨슨 병이란 알쯔하이머병에 이어 두번째로 흔한 퇴행성 뇌질환이며 주로 떨림, 강직, 몸동작이 느려지는 서동증이 나타나고(그림 11, 12) 뇌의 흑색질에서 퇴행성 변화가 일어나(그림 13) 도파민이란 물질이 부족해

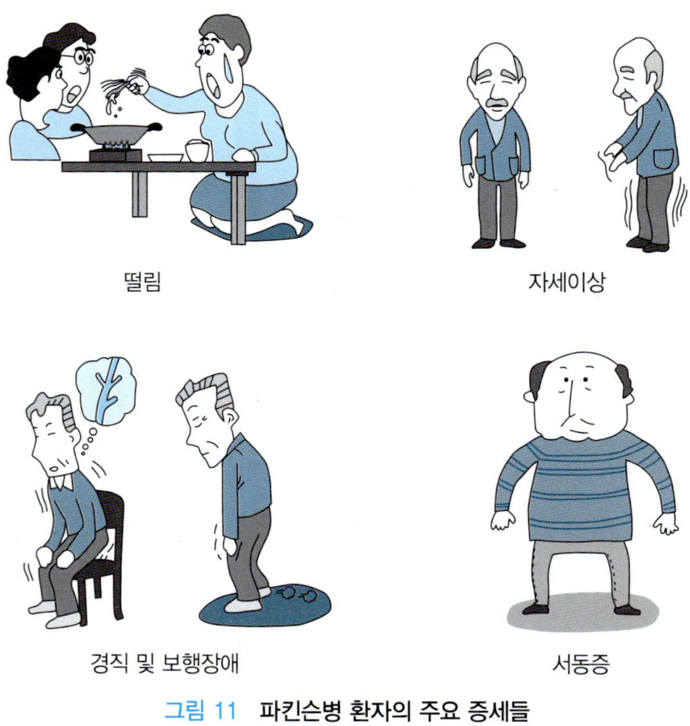

떨림 / 자세이상 / 경직 및 보행장애 / 서동증

그림 11 **파킨슨병 환자의 주요 증세들**

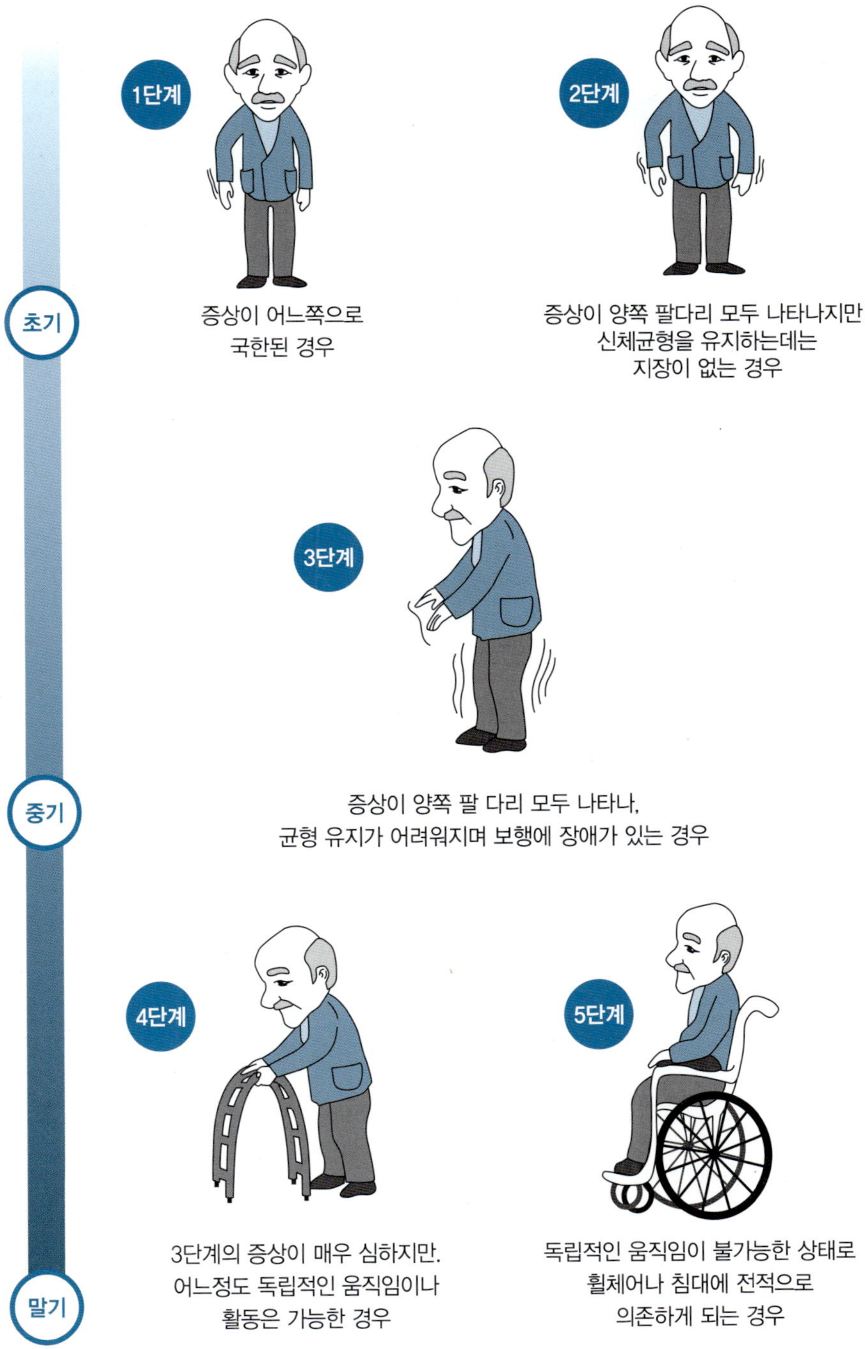

그림 12 **파킨슨병 환자의 진행 단계. 1단계에서 시작하여 5단계까지 진행한다.**

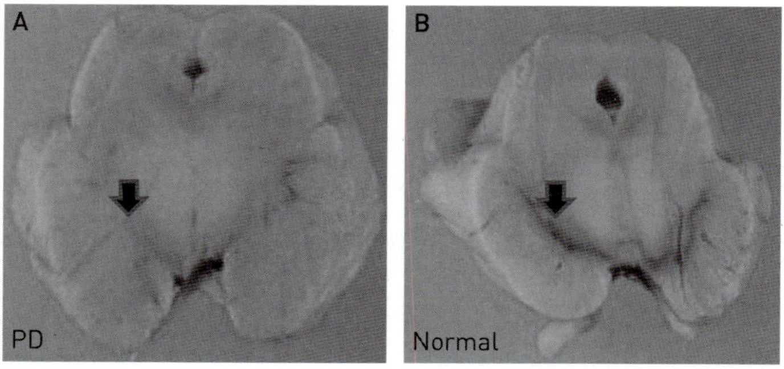

그림 13 **사후 부검에서 중뇌를 절단한 모습** A. 파킨슨병 환자에서는 흑색질(⬇)이 퇴행되어 거의 소멸되어 있고, B. 정상인에서는 흑색질이 검은색으로 분명하게 보이고 있다.

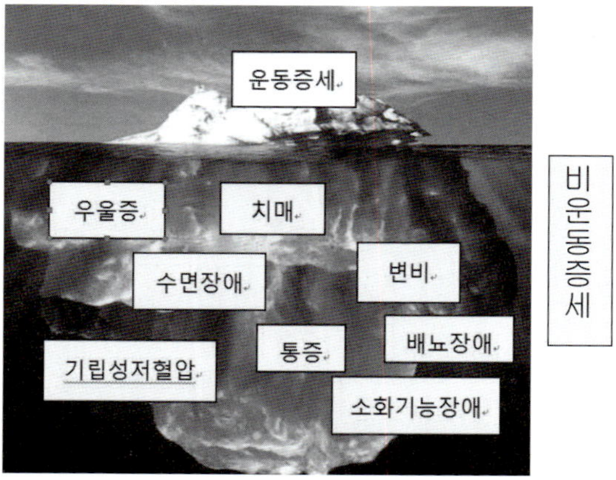

그림 14 **파킨슨 병의 운동증세와 비운동증세.** 파킨슨병의 운동증세는 수면 위의 빙산처럼 눈에 잘 보이나 비운동증세는 수면아래 감추어진 빙산의 모습처럼 다양하게 수면위 보다 더 많은 비중으로 존재한다.

져서 생기는 질병이다. 평균 55세에 발병하며 60세 이상의 노인 연령대에서 1% 정도로 발병하는 것으로 추정하고 있다. 국내 파킨슨병 환자는 약 6만명 정도이며 시간이 지남에 따라 그림 12와 같은 진행단계를 거친다.

주요 증세는 운동증세와 비운동 증세가 있다(그림 14). 운동증세로는 안정시 떨림, 서동증(행동이 느려짐), 균형장애와 강직증이 생기고 이러한 증세의 결과 보행장애를 겪게 된다(그림 11). 이러한 운동증세 이외에도 비운동증세가 생기는데 소변과 대변을 보기 어려워지고 성기능에 장애가 생기며 일어설 때 혈압이 떨어져 어지럽게 되고, 자율신경계 이상으로 지나치게 땀이 나고 삼키기 어려우며 피부에 변화가 생길 수 있다. 팔다리 통증, 두통, 이상한 감각이 느껴지는 현상도 생긴다. 과거에는 운동증세에만 의학적인 치료를 집중했다면, 최근에는 의학의 발전과 더불어 환자가 더 괴로울 수 있는 비운동 증세의 치료에도 주력하고 있다.

2) 파킨슨병의 진단

떨림, 서동증, 보행장애 등의 임상증세를 가지고 있는 경우 신경과 전문의의 진료로 파킨슨병을 의심하며 여러 검사와 약물 반응을 통해 파킨슨병을 진단한다. 병의 경과를 관찰하고 사후 부검을 한다면 더욱 확실하게 진단할 수 있다. 파킨슨병의 의심증세를 가지고 있다면

- 신경과 전문의의 진료를 통해 신경학적 진찰을 한 후
- 뇌자기공명 영상촬영(뇌 MRI), 도파민 뇌영상(도파민 PET) (그림 15)

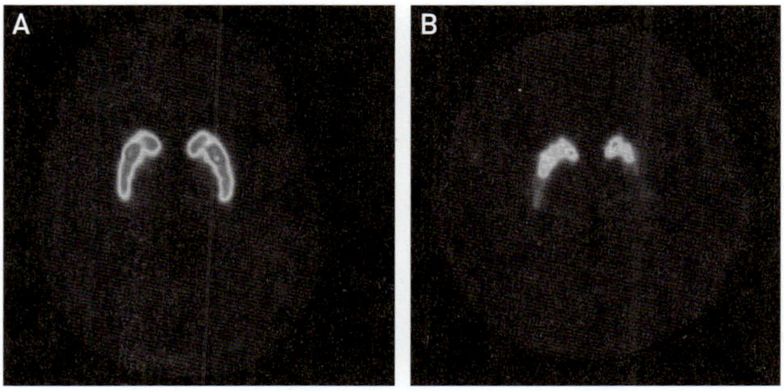

그림 15 **도파민 전달체 핵의학 검사(dopamin transporter PET)** A. 정상 뇌에서 정상적인 밝은 신호의 선조체 음영이 보이지만, B. 파킨슨병 뇌에서 도파민 전달체가 많이 퇴행되어 밝은 신호가 많이 감소되어 있다.

등의 검사를 하고

- 인지검사, 자율신경계 검사, 안구 운동 검사 등을 통해 이상 징후를 확인하고
- 레보도파 약물에 대한 반응을 확인하여 파킨슨병을 진단한다.
- 파킨슨병과 파킨슨병 유사질환은 구분이 매우 어려운 경우가 많아서 시간을 두고 질병의 진행상황을 참고하여 구분하며, 사후 부검을 할 수 있다면 더욱 확실하게 진단할 수 있다.
- 파킨슨병 환자들의 삶의 질을 떨어뜨리는 비운동증세에 대하여 신경심리검사, 통증검사, 우울증 검사, 테이블 기울임(tilt table) 검사, 수면다원 검사, 요역동학적 검사 등을 통해 평가하고 치료한다(그림 16).

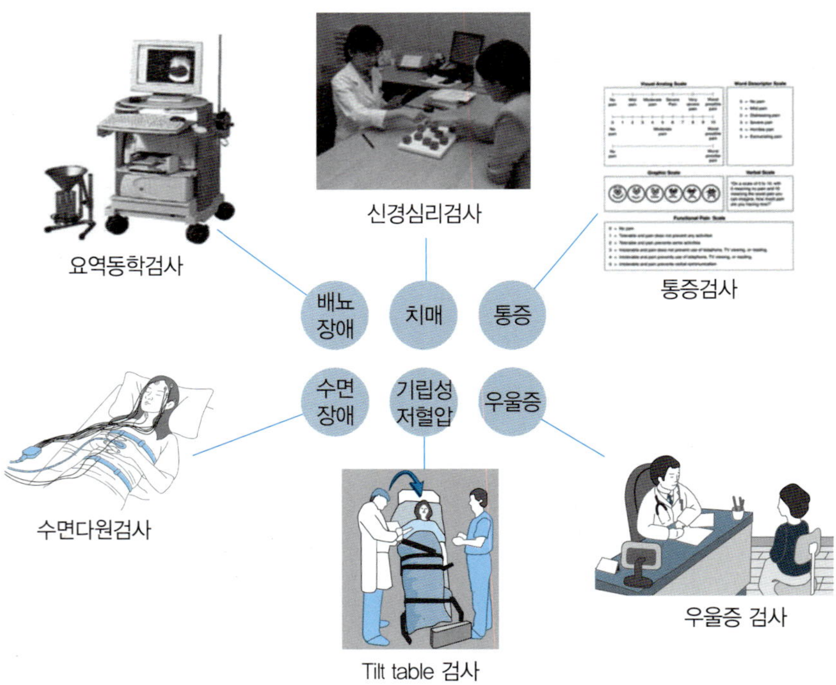

그림 16 **파킨슨병 환자의 비운동증세를 평가하는 검사들**

3) 파킨슨병 유사질환

파킨슨병과 주요 증세가 비슷해 보이나 파킨슨병과는 병리기전, 질병의 양상, 치료, 병의 진행이 다른 파킨슨병 유사질환이라는 질병군이 존재한다. 이러한 질병군에는 진행성 핵상마비, 다발성 전신 위축증, 피질 기저핵 퇴행, 픽 병, 루이체 질환, 유전성 소뇌 실조증, 뇌졸중 후유증으로 인한 혈관성 파킨슨증이 있으며 뇌종양, 뇌수두증, 약물 유발성, 뇌염, 뇌손상 등이 원인이 되어 이차성 파킨슨증이 생기는 경우가 존재한다. 이런 질병들의 구분은 운동장애를 전공한 신경과 전문의의 진료에 의해서도 그 감별이 쉽지 않고 사후 부검을 통해야 정확한 진단명을 얻는 경우가 많다. 따라서, 이런 전문 영역이 필요하지 않는 다른 분야의 의사선생님들이나 일반인들이 자세히 아는 것은 별 의미가 없다. 다만, 파킨슨 이라는 이름이 진단명에 있을 때 순수한 파킨슨병일 수도 있고 이러한 기타 질환 및 증후군에 의한 파킨슨 증세일 수도 있다는 것을 이해한다면 질병에 대해 더 정확히 대처 할 수 있을 것이다.

증 례

70세 L씨는 평소 긴장할 때와 식사 시 젓가락질 할 때 손떨림이 있어 불안했다. 젊었을 때도 가끔 떨림을 경험하긴 했지만 최근들어 더욱 눈에 띄게 떨림이 보여서 혹시 나쁜 병은 아닌가 걱정되어 저자의 진료실을 찾게 되었다. 저자는 우선 환자의 신경학적 진찰을 하여 근육 강직이 있는지 서동증(느린행동)이 있는지 떨림의 양상은 어떤지 관찰하였다. 보행상태를 확인하고 기타 신경학적 진찰을 하니 다른 이상은 없이 자세 유지할때만 손떨림이 관찰되었다. 보행 속도가 약간 느려져 있어서 뇌자기공명 영상촬영을 확인해 보았으나 정상이었다. 혈액검사를 통해서도 이상 소견은 발견되지 않았으며 말초 신경검사에서도 정상이었다. 이 환자는 파킨슨병일 가능성이 높을까? 결론부터 얘기하자면 환자는 떨림이 있으나 파킨슨병의 떨림과는 다른 본태성 진전증의 떨림에 합당한 소견이었다. 파킨슨병을 진단하려면 떨림 외에도 다른 이상증세와 징후가 더 있어야 한다. 떨림은 매우 흔한 증세이다. 파킨슨병은 아주 드물지도 않지만 흔하게 누구나 경험할 수 있는 질환은 아니다. 흔하지 않은 파킨슨병 때문에 생긴 떨림 보다는 더 흔한 원인인 불안증, 약물 부작용, 카페인 영향, 본태성 진전증, 생리적 떨림 등이 원인인 경우가 많다. 느린 보행상태 또는 종종걸음은 어르신 환자분들에게 흔히 보이는 현상이다. 무릎에 문제가 있어도 근육이 약해도, 단지 나이들어 구부정해진 자세와 함께 나타날 수도 있다. 느린 보행과 종종걸음과 떨림을 가지고 있다 해서 파킨슨병이라고 단정할 수는 없다. 신경과 전문의의 정확한 진찰과 경과 관찰로 감별진단을 해야 한다. L씨는 현재 상태에서는 파킨슨병이 아니지만 1년 후 또는 몇 년 후에 파킨슨병이 추가로 더 생길 수는 있다. 뇌졸중, 치매와는 달리 파킨슨병은 나타나기 전에 환자가 노력해서 예방할 수 있는 부분이 거의 없다. 다만, 좋은 약물들이 많이 개발되어 있어 초기에 약물을 복용한다면 파킨슨병의 진행상태를 늦추거나 증세를 호전시켜 생활의 불편함을 줄여 줄 수 있으므로 떨림이 있다면 1년에 한번은 신경과 의사에게 정기적인 진료를 받아 새로운 변화가 보이는지를 점검하는 것이 좋다.

뇌졸중, 치매, 파킨슨병에 대한 각 질병의 치료는 chapter 3를 이용하여 소개 하려 한다. 실제로 이 장에서는 질병의 이해와 예방에 대한 내용을 다루었고, 이러한 질병을 이미 진단받고 치료에 대해 자세히 알기 원하는 환자와 보호자 분들을 위해서는 chapter 3가 도움이 될 것이다.

Chapter 2

건강한 노후생활을 방해하는 흔한 증세의 이해와 조절 생활수칙

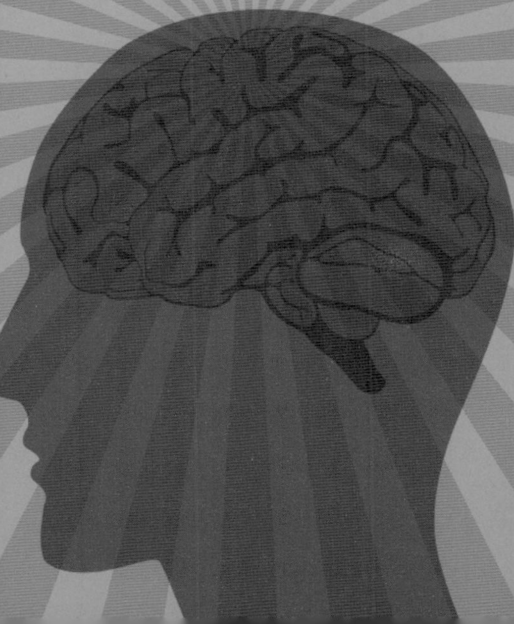

이번 장에서는 병의 종류에 상관없이 또는 특별한 진단명의 병이 없더라도 어르신들이 일상생활에서 매우 불편해하는 증세의 해결 방법을 제시하고자 한다. 이 생활수칙은, 환자이거나 아직 환자가 아닌 건강한 어르신들도 한 두번 정도는 경험했을 불편한 증세에 대한 해결 방안이다. 여기서 언급한 증세들에 대한 해결책은 기존에 주요 질환을 앓고 있는 환자들 또는, 치료받고 있는 병이 없는 일반인에게 모두 도움이 될 것이다. 이런, 흔한 불편함을 잘 조절한다면 병이 있어 저하된 컨디션을 최대한 끌어 올려 본래 가진 질환의 치료 효과도 높일 수 있고 단순 노화에 의한 불편함도 줄일 수 있다.

건강한 노후 생활을 위해 심각한 병만 없으면 되지 이런 증세 정도가 무슨 문제가 되겠나 생각하는 사람도 많을 것이다. 실제로 의사들 중에도 그렇게 생각하는 경우가 적지 않다. 더구나 우리나라처럼 큰 종합병원, 대학병원으로 환자가 몰려 한 환자당 많은 시간을 할애 할 수 없는 의료환경에서 주치의와 이런 소소한 증세를 의논하기는 쉽지 않을 것이다. 저자가 오랜기간 동안 신경과 환자를 진료하면서 절실하게 느낀 점은, 심각하지 않다고 생각하는 이런 증세가 기존의 위중한 질환과 더불어 환자를 실제로 더 힘들게 한다는 것이다. 주 질환을 치료하면서 여기서 언급하는 다양한 증세를 잘 조절할 경우 기존 질환의 심각성을 덜 힘들게 느낄 수 있다. 반대로 이런 증세를 잘 조절하지 않고 그대로 둔다면 기존 질환을 더 힘들게 느끼게 된다. 앞장에서 언급한 뇌졸중, 치매, 파킨슨병을 포함한 다른 질병을 앓고 있는 환자들에게서 근본적으로 질병의 뿌리를 뽑을 수는 없다. 그러나, 이제부터 언급할 불편 증세에 대한 조절이 적절하게 이루어진다면 기존 질환을 훨씬 덜 힘들게 견딜 수 있을 것이다.

1. 변비에 대하여

변비는 많은 일반인들과 어르신들이 고통받고 불편해하는 흔한 증세이다. 우선 일반인들이 어떤 경우에 변비라고 생각하는지 들어보면 매일 변을 보지 못하는 경우, 변이 딱딱한 경우, 변이 힘들게 나오는 경우, 변을 본 이후에도 시원한 느낌이 들지 않는 경우 등을 모두 변비라고 단정하는 것 같다. 의학적으로 변비를 정하는 기준은 일반적으로 주 3회 미만으로 장운동이 저하되어 변을 보지 못하는 경우이다. 환자들이 매우 주관적인 자신만의 느낌으로 변비를 생각하기 때문에 의학적인 기준과 차이가 있는 경우가 많다. 예를 들어 환자의 성격이 매우 완벽주의자일 경우 변을 자주 보는데도 매일 보지 않기 때문에 변비라고 단정짓는 경우도 있다. 변보기 힘들다는 느낌도 본인이 그 부분을 얼마나 예민하게 느끼는지에 따라 힘들다고 얘기하는 환자도 있고 그 정도는 보통이라고 생각하기도 한다. 즉, 환자들은 다양한 기준으로 다양하게 변비를 단정하기 때문에 배변 횟수와 힘든 정도, 변의 양상을 보호자가 객관적으로 의료진에게 전달하면 좋을 것 같다. 어르신 환자들을 진료하면서 잘먹고 잘 배변을 한다는 것이 이렇게 어려운 일인지 저자도 많이 놀랐다. 많은 환자들이 나이가 들수록 변에 대해서 매우 예민해지는 경우가 많다. 의사가 보기에는 정상 변인데도 매일 시원하게 볼 수 없기 때문에 변비로 생각하고 계속 괴롭게 지내는 환자도 많이 보았다. 아주 건강하고 젊은 사람도 매일 시원하게 배변하는 완벽한 배변은 어렵다. 노화로 인한 장의 활동은 당연히 저하되기 때문에 이런 완벽한 배변은 더욱 어려울 것이다. 환자가 변비를 호소할 때 실제로 심각한 변비일 때도 있지만, 변비로 정하기도 어려운 경미한 상태를 더 예민하게 신경써서 바라보기 때문에 괴로운 경우도 있는 것 같다. 따라서, 매일이 아니라 2-3일에 한번의 변을 보는 것도 괜찮다는 생각으로 편안하게 생각을 바꾸어야 한다. 변이 나오는 것이 힘들다면 변을 부드럽게 배출하기 위해 매일매일의 생활수칙을 실천하면 된다. 우선, 올바른 배변 습관을 갖는 것이 중요하다. 가능하면 정해진 시간에 규칙적으로 화장실을 찾도록 하며 변의를 느꼈을 때 참지말고 꼭 배변할 수 있도록 노력한다. 그외에 다음과 같은 노력을 할 수 있겠다.

1) 변비예방 및 치료를 위한 생활 수칙

① 일정하게 밤에 규칙적인 수면을 취한다. 잠을 잘 자면 컨디션이 좋아지므로 장운동의 기능이 회복된다.

② 일정양의 식사를 규칙적으로 한다. 밥맛이 없어 너무 적게 먹는 경우 변비는 쉽게 생길 수 있다. 식사를 하면서 섬유소가 많이 포함되어 대변이 부드럽게 잘 나올 수 있는 채소를 먹는 것이 좋다. 부추, 감자, 고구마, 바나나, 나물 종류 등이 도움이 된다.

③ 유쾌한 생활을 하여 정신적 스트레스를 줄인다. 스트레스를 최소화 하고 즐거운 취미생활, 종교생활을 통해 정신적인 안정을 유지한다. 스트레스가 변비의 주된 요인이기때문이다.

④ 움직이고 걷는다. 장의 활동성이 좋아져 변비가 예방된다. 오전 30분, 오후 30분 걷는 운동을 매일 꾸준히 하고, 매일이 어렵다면 주 3회로 시작해 본다. 실제로 누워있는 환자들은 운동량이 부족하기 때문에 거의 변비가 있다.

⑤ 낮에 물을 많이 먹어 수분이 변을 부드럽게 할 수 있도록 한다. 저녁 6시 이후에는 물을 많이 마시지 않는 것이 잠을 방해하지 않아서 더 낫

다. 몸에 물이 많아지면 세포와 결합조직에 물이 흡수되어 모든 세포가 최대 능력을 발휘하게 된다. 그냥 물보다 과일과 채소를 섭취하여 함께 저절로 수분이 들어오게 하는 것이 더 좋다. 신선한 과일이나 채소를 먹을 때 우리 몸에 흡수되는 물은 그냥 물이 아니다. 세포의 완전성을 보호하고 촉진하는 항산화 물질과 주요 영양소가 풍부한 물이다. 또한, 과일과 야채에는 섬유소도 많아 변비에 더 도움이 될 것이다. 신선한 과일과 채소는 세포막을 더 튼튼하게 만들고, 결합조직의 재생을 촉진시키기 위해 우리가 마셔야 하는 가장 이상적인 물의 형태일 것이다. 그러나 야채와 과일을 늘 휴대하여 먹기가 용이하지 않기 때문에 저자는 개인적으로 다음과 같은 정도의 노력을 권유한다. 여기서 제시하는 것은 환자와의 임상경험을 통한 저자의 개인적인 소견이다. 한국영양학회에서 제시하는 매일 권장량과 다소 차이가 있을 것이다. 의사로서 환자를 볼 때마다 전문적이고 체계적인 지식들이 환자에게 실천되기에 너무 복잡함을 많이 경험하였다. 따라서, 실천가능한 쉬운 권장 최소량을 진료실에서 환자들에게 추천하고 있다. 여력이 되어 더 많이 채소와 과일을 복용할 수 있다면 더욱 좋을 것이다. 기본적으로 매끼마다 채소가 함유된 식사를 충분히 하고 매끼 과일 또는 생야채를 세입 정도 먹을 분량으로 매일 먹기 위해 노력한다. 매끼가 어렵다면 두끼나 한끼에 하루 과일, 야채 섭취량을 꼭 챙겨 먹도록 한다. 그 사이에는 낮시간동안 1 리터의(500 cc 물통으로 2번 또는 세컵의 물) 물을 조금씩 나누어 마신다. 이것은 최소한의 권장량이다. 물은 의무감에서 마시면 오래 지속하지 못한다. 자유롭게 즐겁게 물 마시는 것이 습관이 되도록 한다. 어떤 행동을 습관으로 만들기 위해서 일단 3일을 해보고 성공하면 3주, 3개월씩 그 목표일수를 증가해 본다. 어느 순간 물을 먹는 것이 습관이 되고 어렵지 않게 이정도 분량은 쉽게 섭취할 수 있을 것이다. 당뇨 환자들은 당이 들어간 음료를 마시지 않도록 주의하며 과일을 너무 많이 섭취하지 않도록 한다. 또한, 수분을 엄격하게 관리해야 하는 심장, 신장 질환, 또는 소변 배출에 문제가 있는 비뇨기과 환자들은 주치의와 반드시 상의한 후 물 먹는 양을 조절하도록 한다.

⑥ 요구르트를 매일 일정량을 복용하면서 유산균을 일정하게 의도적으로 장에 넣어주면 좋다. 시중에 유산균 제재라고 선전하는 건강 기능식품이 많이 나와 있긴 하지만, 그 용량에 대한 효과가 사람마다 다를 수 있고, 비싼 경우도 많아 가장 손쉽고 환자들에게 소개했을 때 경험적으로 괜찮았던 제품을 소개드린다. 마트에서 쉽게 살 수 있고 배달도 가능한 메****, 불***, 쾌*, 악*** 등의 1,000원 가량 되는 요구르트를 매일 하나씩 복용하되 그것으로 충분히 좋은 변을 볼 수 없다면 한 개씩 하루 2회, 한 개씩 하루 3회까지 증량해 본다. 사람마다 자기에게 맞는 제품을 갯수를 변화시켜 보면서 변비 해결에 가장 도움이 되는 양을 정한다. 일단 정하면 바꾸지 말고 꾸준히 계속 같은 용량을 마신다. 만약, 메****로 처음 1주는 하루 1회, 그래도 충분하지 않아서 하루 2회, 그래도 충분하지 않아서 하루 3회로 늘였는데도 충분하지 않다면, 불***로 바꿔서 똑같이 시도해 본다. 혹시 불*** 효과가 마음에 들지 않으면 다른 제품으로 계속 바꾸어 3주씩 시도해 보아 자기에게 가장 맞는 것을 선택한다. 일반적으로 요구르트에는 당이 많이 들어가 취향에 맞지 않거나 비만이 걱정될 수도 있을 것 같다. 그럴 경우 무가당 요구르트를 찾아서 마셔보도록 한다. 요구르트 중 작고 비용이 저렴한 제품은 경험상 크게 효과가 없었고, 떠 먹는 요구르트는 상대적으로 효과가 적었다. 삼키는데 장애가 있는 환자분에게는 떠먹는 요구르트로 할 수 밖에 없지만, 삼키는데 문제가 없다면 위에서 언급한 진한 마시는 유산균 요구르트 효과가 더 좋은 것 같다. 우유보다는 요구르트가 변

비 예방에 더 효과적이므로 우유와 요구르트를 같은 효과로 생각하지 말고 요구르트를 마시도록 해보자. 다만, 당뇨환자는 요구르트에 당이 들어있는 경우가 많아 주의하고 주치의와 상의한다. 또, 집에서 만들어 먹는 요구르트는, 몸에 좋지 않은 식품 첨가물이 없어 건강하게 생각될 수 있지만, 대신 유산균의 양이 일정하지 않고 위와 같은 정량을 테스트해 볼 수 없으므로 상품화된 요구르트를 규칙적으로 복용하는 것이 더 나은 것 같다. 이렇게 해서 본인에게 가장 맞다고 생각한 요구르트의 양을 매일 정해진 대로 복용했는데, 어느 순간 배가 아프고 설사를 할 수 있다. 그런 경우라면 당연히 요구르트 양을 줄여야 하고 며칠동안 잠시 복용하지 않을 수 있다. 다시 변비가 생긴다면 또 처음에 몸에 맞추듯 요구르트 양을 늘려가며 조절하면 된다. 여기서는 요구르트가 어디에서나 구입하기 쉽기 때문에 예를 들어 설명한 것이고, 만약 유산균 제재를 다른 제품으로 복용하는 것이 있다면 이런 방법으로 비슷하게 양을 조절하면 된다. 가루로 된 유산균 제품을 복용한다면 상품에 제시된 복용법에 맞추어 너무 과량이 들어가지 않도록 한 스푼, 두 스푼 등으로 양을 자기에게 맞게 조절해 볼 수 있다. 변비약이나 요구르트를 먹은 후 배가 아픈 것은 매우 당연하다. 변이 나오기전에 누구나 배가 아픈 과정이 있어야 하는 것을 기억하라. 심하게 배가 아프거나 설사를 한다면 변비약이나 요구르트 양을 줄이거나 잠시 쉬면 된다. 배가 아프다고 설사를 한다고 나한테 맞지 않는 것이니 중단해야 되는 것이 아니라 복용 횟수와 용량을 조절하는 것이다. 변비약이나 요구르트를 복용 후 설사를 했을 때 설사약을 복용하면 다시 변비가 생긴다. 이때 설사약을 먹는 것이 아니라 변비약과 요구르트를 잠시 쉬는것이 설사의 치료임을 기억하자. 변비약으로 설사를 만들고 설사약으로 변비를 만드는 악순환을 반복하면 환자가 너무 힘들어진다. 변비약은 앞에서 제시한 요구르트 및 식이요법, 생활수칙을 지킨 후에도 해결이 되지 않을 때 시작하는 것이 좋다. 변비약은 흔히 산화 마그네슘제재의 알약을 복용하게 되는데 처음에 한알로 시작하다가 효과가 부족하다면 두알로, 그래도 부족하다면 두알씩 두번으로 그래도 부족하다면 두알씩 세번으로 복용하고 그 이상은 복용하지 않는다. 변비약을 복용할 때 위 ①-⑤까지의 과정을 같이 노력해야 변비약을 적게 먹을 수 있고 효과도 좋다. 의사가 이런 세세한 부분을 모두 확인해주면 좋지만, 의사가 봐야 하는 다른 중요한 부분이 많기 때문에 변비약의 사용법을 환자와 보호자가 직접 숙지하고 조절하면 좋을 것이다.

2) 대장 검진

이런 노력을 하면서 또한 확인해야 하는 것은 대장 검진이다. 변비는 너무 흔해서 대장의 병이 원인이라고 먼저 생각하기는 어렵지만, 대장내시경 등을 통해 악성병변이 있는지 확인해 보는 노력은 함께 되어야 한다.

2. 쥐나는 것에 대하여

일반적으로 갑자기 기지개를 폈을 때 또는 한참 같은 자세로 오랜 시간 일을 한 후 그 근육이 뭉치고 뻣뻣해지는 것을 쥐난다고 표현한다. 쥐가 날 때 근육이 저절로 뭉치고 꼬임이 일어나니 손과 발에 마비가 왔다고 표현하는 경우도 많다. 의학적으로 마비라고 하는 것은 근육에 힘이 없어져 움직일 수 없게 되는 것이다. 쥐가 나는 현상은 오히려 과도하게 근육이 수축하는 것이므로, 정확히 말하면 의학적인 마비와는 거리가 있다. 이런 손, 발의 꼬임 현상이 왜 일어나는지는 하나의 원인만으로 설명할 수 없다. 쥐가 잘 나는 이유는 여러 가지가 있지만 근육과 주변 인대가 과하게 스트레칭되거나 오랜시간 근육을 과하게 사용했을 때 쥐가 잘 난다. 또한, 쥐가 잘 나는 예민한 신체 구조를 가지고 있거나 나이가 들면서 유연성이 부족해질 경우 특별한 이유없이 자주 일어나기도 한다. 같은 환경에서도 어떤 사람은 쥐가 잘 나고 어떤 사람은 전혀 아무렇지도 않다. 같은 신체환경을 가지고 있어도 나이 어린 사람 보다는 나이 든 노화상태가 근육 및 인대의 피로를 더 잘 느끼기 때문에 쥐가 더 잘 나게 된다. 땀을 많이 흘렸다든지 특정 부위의 근육을 과도하게 사용하는 운동을 한다면 더 자주 쥐가 날 수 있다. 땀을 많이 흘리면 전해질의 불균형을 만들어 근육 수축이 유발되기 때문에 쥐가 더 잘난다. 평소에 안하던 마라톤 같은 과격하고 힘든 운동을 하거나, 평소보다 오래 서 있거나, 오래 쭈그리고 앉아 근육을 과도하게 사용했을 경우에도 쥐가 잘 난다. 카페인, 약물 등도 영향을 미칠 수 있다. 쥐나는 현상을 많은 어르신들이 심각하게 생각하고 두려워하지만, 팔다리 근육의 힘이 없어지는 것이 아니라 일시적으로 과도하게 힘이 주어져 꼬이는 것이므로 팔다리 힘이 없어지는 의학적인 마비보다는 위험하지 않다. 다만, 뇌전증과 같은 경련성 질환과의 구별은 의사가 해 줄 것이다. 쥐가 났을 경우 어떻게 해야 빨리 없앨 수 있을까? 많은 환자들이 다시는 쥐가 나지 않기를 원하지만, 쥐나는 것은 근육의 피곤한 상태, 유연성 부족과 같은 노화의 과정에서 나타나기 때문에 근본적으로 없어지기는 어렵다. 몸 상태가 늘 좋은 컨디션일 수 없듯이 근육도 컨디션이 안 좋을 수 있는데 그것의 하나가 쥐나는 현상이다. 쥐나는 것을 완벽히 없애는 방법은 없지만, 몇 가지 방법으로 쥐가 났을 때 빨리 풀어지게 하거나 그 횟수를 줄일 수 있다. 쥐가 났을 때, 근육이 꼬인 반대쪽으로 천천히 근육을 풀어준다. 주무르는 것 보다는 근육이 꼬인 반대쪽으로 근육을 천천히 펴 주는 것이 좋다. 이러한 과정에서 어쩔 수 없는 통증이 있다. 그후에 따스한 핫팩으로 근육을 부드럽게 풀어 주는 것도 도움이 된다. 또한, 쥐가 너무 자주날 때는 이온음료가(포*****) 도움이 될 수 있고, 기지개를 피거나 스트레칭 하는 자세를 당분간 피한다. 수면 중에 쥐가 나는 경우도 많은데 이불을 꼭 덮고 따스하게 해준다면 조금 더 도움을 받을 수 있다. 의도적으로 기지개를 덜 피도록 노력하는 것도 한 방법이다.

쥐나는 것의 예방과 치료를 위한 생활 수칙을 다시 한번 점검하자.

① 일정하게 규칙적으로 밤에 숙면을 취한다면 몸의 컨디션 회복과 근육의 컨디션 회복이 종합적으로 이루어져 쥐가 덜 나도록 도와준다.

② 어지럽지 않게 잘먹고, 규칙적으로 식사한다. 규칙적으로 식사 함으로써 전해질이 골고루 공급되면 근육이 수축을 하게 되는 전해질의 불균형을 예방할 수 있고 근육에 영양공급도 충분히 되어 근육의 피로도 덜 느낌으로써 쥐도 덜나게 된다.

③ 나름대로 유쾌한 생활을 한다. 정신적 스트레스를 최소화 하여 신체가 덜 피곤하게 되면 근육도 덜 피로하다.

④ 걷기는 하지 근육이 유연해 질 수 있게 도울 수 있다. 그러나 쥐가 자주 나는 경우－거의 매일 또는 주 3회 이상으로 괴롭고 숙면을 취하기 어려울 정도－라면 잠시 근육이 잠잠해질 때까지 많이 서 있거나 걷는 것을 줄이고 사우나 등에 가는 것도 피한다. 땀을 덜 흘려야 쥐가 덜 나기 때문이다. 그렇다고 사우나, 땀 흘리는 운동이 나쁘니 무조건 피하라는 것이 아니다. 쥐가 자주 나타나는 괴로움이 있는 시기에만 일시적으로 피하는 것을 권한다. 너무 많이 걸어도 쥐가 잘나지만, 너무 걷지 않고 근육을 사용하지 않아도 근육의 유연성이 저하되어 쥐가 잘 날 수 있다. 적절히 걷는 것은 쥐나는 것의 예방을 위해 필요하다.

⑤ 자유롭게 낮에 물을 많이 복용하여－야채, 과일 포함－근육의 혈액순환을 돕는다. 근육의 원활한 혈액순환은 쥐가 덜 나도록, 즉 과도한 근육 수축이 필요이상으로 일어나지 않게 도와준다.

⑥ 쥐가 너무 자주나서 잠과 생활을 방해할 경우에는 근육을 풀어주는 약물을 처방할 수 있다. 단기간 선별적으로 의사의 처방에 따라 근육이완제를 복용할 수 있다. 그러나 약물은 위의 노력을 한 이후에 복용해야 효과가 있다. 생활에서의 노력을 하지 않고 무조건 약물을 복용하는 것은 근본적인 호전을 줄 수 없다. 약을 지속적으로 복용하는 것이 쉬운 일도 아니고 꼭 필요한 일이 아니므로, 환자 자신이 앞에서 제시한 생활에서의 노력을 한다면 약은 꼭 필요하지 않다.

3. 수면에 대하여

불면증은 의학적으로 적당한 수면의 상황에도 불구하고 잠 들지 못하거나 수면 상태를 유지하지 못하여 만족스러운 수면을 취하지 못하고 낮에 각성 수준이 낮아지는 상태로 정의된다(Edinger et al. 2010). 만약 하룻밤에 6-8시간 동안 푹 잘 수 있다면 어르신들의 불편한 증세의 상당부분이 예방될 수 있으며, 몸의 컨디션도 매우 호전될 것이다. 미국 보스턴 의대 고트리브 박사는 53세에서 93세까지의 성인 1,486명을 대상으로 조사한 연구에서 하루 7-8시간 자는 사람에 비해 5시간 이하로 자는 사람이 당뇨병 발병률이 2.5배, 관상 동맥 질환 발병률이 1.5배 높다고 발표하였다. 잠을 잘 못 잔다면 이렇게 중요한 질환이 나타날 위험이 커지고 뇌졸중 및 기타 치매, 퇴행성 뇌질환 까지도 나쁜 영향을 미칠 수 있다. 잠을 잘 자기 위해 어떤 노력이 필요할까?

우선 잠이 들기 어렵고 자꾸 깨는 원인이 어디에 있는지 알아야 그것을 피할 수 있다. 불면증 치료에 대한 여러 방법은 책 또는 인터넷을 통하여 쉽고 빠르게 얻을 수 있다. 정신의학적인 인지치료 및 약물치료도 이미 효과가 입증되었다. 그러나, 이런 여러 해결책 중에 무엇이 제일 좋더라 하는 방법이 모든 사람에게 똑같이 적용될 수 는 없다. 수면을 방해하는 이유는 사람마다 그 원인이 다르기 때문이다. 그 원인을 분석하여 개인에 맞게 조절을 해야 숙면에 성공할 수 있다. 나이가 들면서 우리의 수면 주기에는 변화가 생기는데 수면은 좀 더 얕아지고 점점 수면의 질이 떨어지게 된다. 노화과정을 거치면서 잠자리에서 깨어 있는 채로 보내는 시간이 늘어나고 깊은 잠을 자는 시간은 줄어든다. 따라서 젊었을 때 경험했던 수면의 질과 양을 노년기에도 똑같이 기대하는 것은 무리가 있다. 나이가 들어가는 변화만으로도 수면이 이전보다 어려워지는데, 이와함께 나타나는 전립선 비대증, 수면 무호흡증후군, 불안증, 우울증 등이 수면을 더욱 힘들게 한다. 불안과 우울에 대한 치료는 의사의 진료를 받아 상담과 약물치료를 통해 더 세부적으로 접근해야 하므로 여기서는 그 이외의 부분에 대해서만 설명하려고 한다. 우선 전립선 비대증 및 요로 감염 등으로 소변이 자주 마렵거나 시원하게 보지 못할 경우에 밤에 수시로 소변 때문에 깨게된다. 어르신들에게 흔하게 관찰할 수 있는 수면 패턴이다. 또한 밤에 갈증을 느껴 자주 물을 먹는 습관도 밤에 소변을 보기 위해 깨는 원인이 된다. 따라서 불면증이 있다면 저녁 식사도 가능하면 6시 이전에 끝내고 그 이후에는 과일도 물도 최소로 복용하는 것이 더 좋다. 6시가 너무 이르다고 생각이 되면 저녁 8시까지로 정해도 좋다. 특히 불면증이 있으신 분들은 잠자리 들기 전에 물을 많이 복용하는 것이 잠을 방해할 수 있으니 주의해야 한다. 물을 마시는 것이 심혈관질환을 예방한다는 주장도 있지만, 불면증이 있다면 심혈관질환 예방을 위한 다른 노력을 좀 더하고 잠자리 전에 물을 복용하지 않는 것이 더 지혜롭다. 수면 무호흡증후군은 불면증을 가진 환자에게 드물지 않게 볼 수 있는 현상인데, 비만이나 인두, 후두에 구조적인 문제를 가지고 있거나 뇌병변 또는 기능적 이상 때문에 생길 수 있다. 이 증세가 의심될 때는 수면다원검사를 통해 문제를 진단하고 양압기나 약물 조절로 도움을 받을 수 있다. 적당한 수면시간은 사람마다 다르지만, 평균적으로 6–8시간의 수면을 방해 받지 않고 밤에 취할 수 있다면 충분하다. 그러나, 어떤 사람들은 하루 3–4시간 또는 10–12시간을 자는 것이 충분한 경우도 있다. 이처럼, 사람마다 수면 요구량이 다를 수 있기 때문에 자신의 현재 수면시간으로 낮에 많이 졸리거나 집중이 안되거나 기타 두통, 어지러움 등이 동반된다면 잠을 어떻게 조정하는 것이 좋을지 의사와 상의해야 한다. 여기서 중요한 것은 밤에 취하지 못한 수면의 대안으로 낮잠을 생각해서는 안 된다는 것이다. 밤에 잠을 자지 못해 매우 힘들다면 낮 12시 이전에 1시간 정도 수면을 취하고 그 이후에는 잠을 자지않고 눕지도 않으며 눈도 감지 않아야 그날밤에 잘 잘 수 있다. 많은 어르신들이 은퇴한 후 일정하게 할 일이 없거나 거동이 불편해서, 허리가 아파서, 컨디션이 안 좋아서 등 여러 이유로 낮에 자꾸 누우려고 하고 눈을 감으려 한다. 하지만, 눕고 눈을 감는 행위만으로도 낮에 쉽게 조각 잠을 잘 수 있으며 이렇게 짧은 조각 잠도 밤에 숙면을 취하지 못하는 중요한 원인이 될 수 있다. 생체리듬상 하룻밤 못 자면 다음날 더 많은 수면을 취하도록 뇌가 반응하게 되는데, 자고 싶은 욕구는 밤에 자기 전 깨어있는 시간이 길어질수록 점점 강해진다. 예를 들면 사람은 2시간 연속으로 깨어 있는 것보다 16시간 연속으로 깨 있은 후에 더 오래 잘 수 있다. 즉 밤 동안 깨지않고 잘 자려면 깨 있는 시간을 가능하면 오래 유지해야 한다. 낮에 자지 않고 깨어 활동하려면 어떻게 해야 할까? 규칙적인 생활은 이를 위한 가장 기본적인 노력이다. 저자가 진료실에서 이렇게 권유 했을 때 대부분의 어르신들은 너무 뻔한 내용이라고 중요하게 생각하지 않는 경우를 많이 보았다. 직장에서 은퇴를 했을 경우 돈을 버는 일이 아니라고 해서 규칙적인 일이 없는 것이 아니다. 어르신 환경에서 할 수 있는 자원봉사, 취미활동, 영화보기, 손주 돌보기, 백화점 문화센터 참여, 노인대학, 노인복지회관 활동 참여, 경로당 출입, 화투, 화초 돌보기, 운동, 산책, 음악감상 등 많은 활동이 있다. 특히 권하고 싶은 것은 가까운 개인 클리닉에서 요통, 목통증, 관절통증에 대한 정기적인 통증관리와 물리치료를 매일 하는 것이다. 전혀 통증이 없는 경우라면 물리치료를 하는 것이 의미가 없겠지만 나이가 들수록 관절통증이 있는 경우가 흔하기 때문에 물리치료를 이용해서 규칙적인 활동의 한 영역을 구축 해 놓는 것이 좋다. 가까운 병원에서의 물리치료는 비용도 부담스럽지 않고 목표를 가지고 바깥 외출을 할 수 있는 기회가 된다. 규칙적인 생활도 하게 해주고 더불어 통증도 완화시킬수 있으며 우리나라의 좋은 의료보험 환경 덕분에 경제적으로도 부담이 크지 않으니 참 좋은 방법이라고 생각 된다. 어르신 나이의 통증은 한두 번 무슨 치료로 없어지는 것이 아니고 평생 조절해야 하는 것이어서 더욱 이런 부분이 도움이 될 것이다. 만약 전혀 아픈 곳이 없다면 친구와 함께 만나 운동하는 것을 정해놓거나 밖으로 나갈 수 있는 일정한 프로그램을 만들어 놓는다. 또한, 저녁 식사 후 누워서 텔레비전을 보는 어르신을 종종 보게 되는데 특히 오후 8시나 9시경의 깜박 자는 조각 잠은 불면증의 최대의 적이다. 하루종일의 노력을 물거품이 되게 하는 행동일 수 있다. 본인이 정한 취침시간 이전에는 저녁시간이라 할지라도 눕지 않는 것이 좋겠다. 잠자리에서 TV를 보거나 다른 활동을 하느라 지나치게 시간을 많이 보낸다면 이 또한 불면증을 심화시킬 수 있다. 잠자리에서 종이 책을 읽는 것은 가끔 불면증에 도움이 되기도 한다. 최소한 이러한 노력을 4주간 시행하고 그 결과를 평가해 보자. 단, 하나도 빼놓지 않고 실천한 후 평가해야 한다.

불면증 예방 및 치료를 위한 생활 수칙을 다시 한번 정리한다면,

① 일정하게 규칙적으로 밤에 숙면을 취하기 위해 노력한다. 낮잠을 피한다. 낮잠을 안 잘수록 밤에 잠을 잘 잘 수 있다는 생각을 항상 기억한다. 불면증이 없다면 30분 이내의 낮잠이 하루의 피로를 깨끗이 풀어주는 해결이 될 수 있으나, 이 또한 오후에는 밤잠에 영향을 줄 수 있으니 주의한다. 낮잠은 자더라도 30분을 절대 넘지 않으며 낮 12시 이후에는 가능하면 자지않도록 한다.

② 어지럽지 않게 식사를 규칙적으로 꼭 섭취한다. 에너지 공급이 지속되어야 낮에 활동을 하여 밤에 잘 잘 수 있는 신체상태를 만들 수 있

다. 식사를 만들고 식사를 하는 활동이 낮에 눕지않게 도와주는 행동이 될 수 있다.

③ 나름대로 기분좋게 지내며 스트레스를 최소화 한다. 항상 우울하지 않고 불안하지 않는 심리상태를 유지하도록 즐거운 취미생활이나 종교생활을 통해 정신적인 안정을 유지한다.

④ 걷는 운동 등으로 몸을 움직이는 활동을 낮시간 동안 많이한다. 밤에 잠을 잘 잘 수 있게 몸이 약간의 피로를 느끼도록 한다.

⑤ 자유롭게 물과 과일, 야채를 충분히 먹는다. 단, 오후 6시 이전에 많이 먹고 그 이후에는 가능하면 수분 섭취를 제한한다. 밤에 소변때문에 깨지 않기 위함이다. 뇌조직을 포함하여 신체의 모든 조직과 세포가 자기 기능을 잘 발휘하려면 물이 부족하지 않게 충분히 공급되어야 한다. 신체의 상태가 좋아지면 낮에 활동을 많이 할 수 있어 밤에 숙면을 도와준다.

⑥ 자기 전 과격한 운동보다는 가벼운 운동 이후 따뜻한 물로 반신욕이나 목욕을 짧게하여 몸의 혈액 순환을 돕고 근육을 이완시킨다면 잠을 잘 잘 수 있다.

⑦ 충분히 6시간 이상 자고 일정한 시각에 일어난다. 일정한 시간에 일어나기 위해 일정한 시간에 자는 것도 지켜야 한다. 스스로 정한 잠자리에 드는 시간 이전이라면 졸려도 잠자리에 들지 않는다. 졸릴 때 잠깐 일어나서 돌아다니거나 집안일을 하여 자는 시간을 뒤로 미룬다. 저자는 11시쯤 자고 6시에 깨는 것이 대부분의 어르신들에게 편안하게 적용될 수 있다고 생각한다. 그러나, 사람에 따라 정확히 이것을 따를 수 없는 경우도 있을 것이다. 이 시간에서 1시간 정도 늦추거나 당길 수 있다고 생각한다. 중요한 것은 밤에 자는 시간이 한번 누웠을 때 6시간 이상은 되도록 노력하고 자고 깨는 시간을 일정하게 지키는 것이

다. 자고 깨는 시간을 일정하게 만들면 생체리듬이 그것에 저절로 맞추어 진다. 몸이 바뀐 패턴에 적응하려면 적어도 4주의 시간이 필요하다. 처음에 잘 되지 않는다고 포기하지 말고 한달간 열심히 노력해 보라.

⑧ 잠자리에 누웠는데 이 생각 저 생각으로 잠들기 힘들 때는 잠자리에서 나온다. 잠이 들기까지 30분이상 시간이 걸린다면 잠자리에서 나오는 것이 좋다. 잠을 자는 공간에서는 다른 활동은 하지 않는다. 예를 들어 누워서 텔레비전을 보거나 다른 활동을 하는 것은 가능하면 피하는 것이 좋다. 잠자리에서 나와 편안한 의자에서 종이 책을 본다면 잠이 서서히 오는 느낌을 가질 수 있다. 그 때 잠자리에 들어가 숙면을 취한다.

⑨ 잠자리에서 걱정하거나 계획을 세우지 않는다. 자기 전에 자동으로 자꾸 머릿속이 빠르게 돌아가는 습관이 있다면, 잠들기 2시간 전에 다음날 계획과 걱정에 대한 해결을 위해 의도적으로 시간을 배치한다. 생각을 하느라 머리가 각성되어 있으면 잠들 수 없다.

⑩ 불면증이 있다면 커피, 녹차, 홍차, 콜라, 피로회복제 등에 들어있는 카페인을 매우 주의해야 한다. 무심코 마신 음료 때문에 하루 종일의 노력이 무용지물이 되면서 불면증이 악화될 수 있다. 가능하면 절대 카페인 함유 음료는 마시지 않고 둥굴레차, 옥수수 차, 허브차(재스민 차는 피한다. 재스민 차에는 카페인이 들어 있다.)등 카페인이 없는 차로 대체하는 것이 좋다. 꼭 먹어야 한다면 낮 12시 이전에만 마시도록 한다.

⑪ 술은 몸을 나른하게 하지만, 숙면을 도와주지 못한다. 오히려 잠을 토막 내고 개운하지 않게 한다. 저녁에 술을 마실 일을 가능하면 피하고 어쩔 수 없는 모임에서라면 한두 잔 이내로 조절한다. 특히 술을 좋아하는 어르신들에게 이런 노력은 너무 괴로울 수도 있겠다. 그러나 불면증으로 고통받는 상황이라면 과감히 술을 마시지 말아야 한다. 한번

흐트러진 생체리듬은 다시 회복하려면 한달 이상의 시간이 필요하다는 것을 꼭 기억하길 바란다.

⑫ 침실을 조용하고 어둡게 유지해야 한다. 핸드폰 불, 침대 옆 스탠드 불, 가습기 조명 등도 수면을 방해할 수 있다. 창을 통해 들어오는 옆집 등불의 밝기도 방해할 수 있으므로 불면증이 있다면 두꺼운 커튼(암막 커튼)을 이용하여 빛을 차단하는 것이 좋다.

⑬ 침실의 온도가 너무 높거나 낮지 않게 한다.

⑭ 수면에 관해 쓸모없는 믿음과 필요 이상의 걱정, 불안을 떨쳐 버린다. 예를 들어 어느 하룻밤 잘 자지 못했더라도 우리 몸의 수면 시스템은 부족한 수면의 양을 보충할 수 있는 능력을 가지고 있다. 그 다음날이라도 푹 숙면을 취할 수 있다는 신념을 갖는다. 부질없는 걱정과 부족한 수면을 어떻게 해서든 밤이 아닌 낮 시간에 보충하려는 시도는 수면 문제를 더 악화시킬 뿐이다.

수면장애는 이런 노력으로 쉽게 고쳐지기도 하지만 만성적인 경우가 대부분이어서 오랫동안 노력해야 하는 경우가 많다. 언제까지 이 모든 것을 항상 신경쓰고 긴장하며 살아야 하나라는 생각이 들며 귀찮고 번거롭기도 할 것이다. 하지만, 이 세상에 간절히 원하는 것은 편안하고 쉽게 얻어지기보다는 어렵고 끈질긴 노력을 해야 겨우 얻어지는 경우가 많다는 것을 어르신들은 더 잘 아실 것이다. 간절히 원하는 만큼, 자신에게 정말 좋은 것일 것이고 얻었을 때 그 평화로움과 뿌듯함이 무엇으로도 얻을 수 없는 활력을 줄 것이다. 끈기를 가지고 의사와 함께 최적의 수면 상태를 가질 수 있을 때까지 여러 번 조정하고 노력하자. 노력하다 보면 습관이 되고 습관이 되면 결코 어렵지 않다. 밤에 푹 잘 수 있는 열매를 얻을 뿐 아니라 건강하고 활력 있는 노후 생활이 보장될 것이다.

4. 식욕저하에 대하여

식욕이 없다는 것은 병의 종류에 상관없이 어르신들에게 매우 흔하고 심각한 문제인 것 같다. 저자가 전공의 수련을 받을 때, 뚜렷한 증세도 없이 식욕저하로 입원하시는 환자분들을 볼 때마다 이런 특별할 것 없는 증세로 입원까지 하는 것을 쉽게 이해할 수 없었다. 그러나, 환자 진료 경험이 쌓일수록 병의 종류에 상관없이 컨디션 저하를 일으키는 가장 주된 원인인 식사저하에 대해 그 중요성을 더욱 확신하게 되었다. 식사를 잘 하기위해서 어떤 조건이 필요할까? 젊을 때는 맛있는 것을 많이 먹어도 소화에 아무런 문제가 없었지만 나이가 들면서 소화기능도 떨어지고, 식욕도 떨어지고, 입맛에 맞는 것도 별로 없게 된다. 식욕이 없으면 먹지 않게 되고 먹지 않으면 신체 에너지가 떨어져 생활에 대한 전반적이 의욕이 떨어지게 된다. 식욕은 왜 없어질까? 스트레스, 노인성 우울증, 소화기능저하, 신체의 여러 부위에 노화와 연관된 불편함 등이 원인이 되어 먹고 싶지 않게 되는 것 같다. 연세가 많으신 노인 환자들은 식사를 하지 않으면 더욱 기운이 떨어지고 어지러워지며 모든 증세가 악화된다. 불면증으로 몸 상태가 좋지 않을 때는 더욱 밥맛이 없어진다. 밥맛이 없고 식사가 어려울 때 환자들과 보호자들은 밥맛 나는 약을 처방 받기 원하고 실제로 의사가 처방할 수 있는 식욕촉진을 도와주는 약품이 있기도 하다. 그러나, 이런 약을 먹는 것만이 식욕저하의 치료가 아니다. 왜 밥맛이 없는지 왜 의욕이 없는지 걱정이 많거나, 움직임이 적거나 잠을 못자서 생기는 결과는 아닌지 각자의 생활을 돌아보아야 한다. 앞에서 제시한 여러 원인 중에 하나가 있다면 그것을 없애기 위해 줄이기 위해 노력을 해야 한다. 식욕을 늘려 식사량을 늘리기 위해서는 약과 의

사가 해주는 역할 보다 환자와 가족이 노력해야 할 부분이 더 많다. 식욕저하의 예방 및 치료를 위해서는

① 일정하게 규칙적으로 밤에 숙면을 취하기 위해 노력한다. 잠을 잘 자면 컨디션이 좋아져 입맛이 좋아질 수 있다.

② 어지럽지 않게 정해진 시간에 규칙적으로 반드시 식사를 한다. 도저히 밥을 먹기가 어려우면 빵이나 떡이나 국수도 좋다. 과일 밖에 먹히지 않는다면 그것도 나쁘지 않다. 적절한 곡류도 들어가야 하지만 아예 곡류가 입에 들어가기 어렵다면 일시적으로 과일, 야채로만 식사를 할 수도 있고 고기로만 할 수도 있다. 물론, 매일 똑같이 한가지 메뉴만 고집하는 것은 좋지 않고 아침에 식욕이 없어 과일만 먹었다면 점심에는 고기만 저녁에는 밥에다 반찬 2가지 정도 섞어서 먹을 노력은 해야 한다는 것이다. 가장 좋은 것은 매 끼 골고루 모든 영양소를 섭취하는 것이지만 식욕이 없어 조금도 먹기가 어려운데 이런 이상적인 상태를 고집할 수는 없다. 에너지 공급을 하기 위해서, 차선책으로 이렇게도 시도해볼 수 있다는 사실을 융통성 있게 적용했으면 좋겠다. 나이가 많고 거동이 불편한 환자분들에게 시간을 들여 입에 맞는 음식을 해줄 보호자가 늘 옆에 있다면 좋겠지만, 항상 그런 조건이 충족될 수는 없을 것이다. 입맛에 맞는 음식을 만들 수도 누군가가 만들어 줄 수 도 없는 환경이라면 차라리 인스턴트 음식을 권하기도 한다. 인스턴트 음식이 몸에 나쁜 점이 없어서 권하는 것은 당연히 아니다. 물에 빠진 사람을 만난다면 누구라도 수단과 방법을 가리지 않고 그 사람의 생명을 구하고 난 이후에 몸에 맞는 옷도 주고 그 후의 일을 도와줄 것이다. 지금 당장 전혀 식사가 이루어지지 않는 경우 환경탓만 할 것이 아니라 맛좋게 만들어진 인스턴트 음식이라도 칼로리 보충을 하게 한 후 여러 치료를 도

와주어야 한다고 생각한다. 밥맛이 없는데 몸에 좋다는 현미밥, 나물, 채소, 브로콜리, 토마토 등만 고집할 것 인가. 특히 몸에 좋은 음식을 고집할수록 아쉽게도 맛이 없을 수 있기 때문에 식욕을 찾기 위한 대안으로는 잠시 몸에 좋지 않더라도 입맛이 당기는 식사를 하는 것이 현명할 것이다. 식사의 절대양이 부족하다면 시중에 나와 있는 전자레인지에 덮이기만 하면 되는 음식도 우선 칼로리를 줄 수 있다. 어르신들이라고 찌개, 나물, 국만 좋아하는 것은 아니다. 젊은 사람들이 좋아하는 햄버거, 피자, 스파게티를 좋아할 수도 있다. 오히려 늘 비슷한 반찬이 식욕을 더 떨어뜨릴 수 있을 것이다. 한번씩 기분 전환을 위해 맛있는 배달 음식도 괜찮지 않을까? 짜장면, 돈가스, 족발, 보쌈, 비빔국수, 라면 등등. 물론, 당뇨 환자는 이런 음식들에 당을 높이는 음식이 있을 수 있는지 주치의와 상의해서 시도해야 할 것이다. 신장에 이상이 있는 환자들은 인스턴트 음식에 특히 조심해야 하기 때문에 주치의와 상의한다. 또한 당뇨약에 메스꺼움을 유발하는 약이 있어 식욕이 떨어질 수 있으니 주치의와 상의한다. 실제로 저자가 만나 본 치매를 앓고 계신 90세 할머니는 밥맛이 없기도 하고 치매로 판단력이 떨어져 밥을 권유하는 모든 과정을 거부하고 거의 물만 먹고 지내는 형편이었다. 자녀분들이 누구도 식사를 챙겨 드리기 어렵고 같이 지낼 수 없어 요양원으로 옮긴 상황이었지만 요양원 식사가 입에 맞지 않아 입으로 제대로 된 식사를 하지 않고 있었다. 이 환자에게 치매에 좋은 음식을 해드리기 위해 새로운 환경을 마련해야 할까. 그것이 답이라 할지라도 전혀 실천이 되지 못할 확률이 높다. 실제로 이 환자는 시중에 나와 있는 3분***를 밥에 적절히 섞어 드리면서 식사에 대한 고민을 해결했다. 환자 보호자도 이렇게 간단하게 해결할 수 있는데 그동안 너무 어렵게만 생각했었다면서 기운을 차리신 지금도 한번씩 3분***를 해 드리면 그렇게 맛있어 하시며 늘 어두웠던 얼굴이 잠시나마 행복해 보인다고 한다. 적당한 식사량은 개인마다 다르겠지만, 적용하기 쉽게 예를 들어 설명을 하자면, 한번에 먹는 양을 밥으로 판단할 때 3분의 2공기 이상 2-3가지 반찬과 함께 최소한 노력해 보고, 이정도 양을 먹을 수 없다면 하루에 3끼 이상을 조금씩 자주 먹는 방법을 시도해도 괜찮다. 나이가 들수록 소화력도 떨어지고, 입맛도 없으니 여러 방법으로 칼로리를 보충하기 위해 노력하는 것이다.

③ 나름대로 즐거운 생활을 하여 우울하지 않고 유쾌한 기분 상태가 된다면 식욕도 증가할 것이다. 우울증의 대표 증세 중 하나가 식욕저하이다. 우울하면 식욕도 떨어질 것이고 식욕이 떨어지면 기운이 없으니 더 무기력해져서 우울증도 심화될 것이다.

④ 걷는 활동을 통해 몸을 움직인다. 몸은 에너지를 발산하는 활동을 통해 에너지가 소모되어야 무언가 에너지를 보충하고 싶다는 욕망을 갖게 된다. 그것이 식욕이다. 몸이 에너지 보충의 본능을 느낄 수 있도록 낮에 움직여야 하며 걷는 활동은 그중 가장 쉽게 할 수 있는 것이다. 식사를 못 할 때는 너무 누워있기 때문에, 너무 집안에만 있어 의욕이 떨어진 경우가 많으므로 동네 마트, 시장에라도 가서 물건을 사거나 가까운 병원에서 정기적으로 물리치료를 받는 행위등을 통하여 적극적으로 몸을 움직이도록 한다. 낮에 많이 움직일수록 식욕이 증가함을 느낄 것이다.

⑤ 자유롭게 물과 과일 야채를 많이 섭취하여 신체의 세포들이 촉촉한 상태에서 기능을 최대한 발휘 하도록 노력한다. 의무감이 아니라 습관으로 자유롭게 물을 섭취해야 함을 기억하자. 자유롭고 즐거운 마음이어야 오래할 수 있고 계속할 수 있다. 신체의 컨디션이 좋아져야 식욕도 증가한다.

⑥ 많은 환자와 보호자들은 시중에 유통되는 건강기능식품으로 식욕저하를 보충하려는 생각을 많이 한다. 건강기능식품이 식사를 못해 섭취되지 못한 비타민, 무기질, 단백질을 일부 보충할 수 있으나 식사를 하지 않은 상태에서 비타민, 건강기능식품, 홍삼 등으로 몸에 필요한 모든 영양소를 공급할 수는 없다. 규칙적인 식사와 칼로리 보충이 가장 기본이 되는 첫 번째 생활 수칙임을 기억하자. 이러한 노력을 했는데도 전혀 식사를 할 수 없다면 약국에서 환자 대용식이가 음료수처럼 캔으로 만들어져 판매되고 있다. 이런 것을 구매하여 복용하는 것이 하나의 방법이 될 수 있다. 비타민, 건강기능식품보다 이런 식사 대용 상품이 정확한 식사량과 칼로리를 유지하는데 식사와 더 비슷한 역할을 해준다. 상품의 이름은 그린비아, 뉴케어, 엔슈어, 뉴트릴란, 엔커버등 여러 회사 제품이 있다. 보통 한 캔에 200~250 kcal인데 한 캔을 복용해보고 적응을 한 다음 하루에 두 캔, 세 캔 등 점점 갯수를 늘려본다. 하루에 6캔을 먹는다면 대개 1,500 kcal가 되는데 이 정도이면 다른 식사를 하지 않아도 그것만으로 기본적인 칼로리, 영양공급이 되는 셈이다. 액체 형태이므로 삼키기가 쉬워서 먹기 좋다. 환자들을 위해 다양한 맛이 구비되어 있으므로 환자 입맛에 맞는 맛을 찾아서 복용한다. 물론 칼로리 및 영양 보충의 일부만 이러한 상품으로 하면서 식사와 함께 병행하는 것도 괜찮다. 그렇게 해서 서서히 정상식사로 바꾼다면 더욱 좋을 것이다. 어떤 다른 증세보다도 식욕저하는 의사의 처방 보다는 환자와 가족의 노력이 더 중요하다.

⑦ 정맥 수액 요법이 일시적으로 식욕저하인 환자에게 칼로리와 영양소를 공급할 수는 있어도 너무 자주 정맥주사에 의지하면 근본적인 치료가 어렵고 계속 힘든 과정을 겪게 된다. 필요할 때 의사의 진료 후 정맥 수액 요법을 사용할 수 있지만, 신체 회복을 위해서는 입으로 삼키는 음식물이 무엇보다 가장 좋은 에너지 공급원임을 잊지 말자.

5. 어지러움에 대하여

어르신들은 어지럽다는 증세를 많이 호소하고 그것 때문에 병원에 자주 방문한다. 어지럽다고 느끼는 것은 한가지 증세가 아니며, 여러 느낌을 "어지럽다"라고 하는 한가지 단어로 표현하는 것이다. 따라서 어지럽다는 증세도, 병도, 치료도 어느 한가지가 아니고 다양한 원인과 치료가 존재하므로 여러 방향에서 접근해야 한다. 환자들은 몸이 무겁다, 머리가 무겁다, 기운이 없다, 멍하다, 아찔하다, 핑돈다, 눈이 침침하다, **내가 도는 것 같거나 균형 잡기가 어렵다, 주변이 빙글빙글 돌고 눈을 뜰 수 없으며 균형이 잡히지 않는다.** 등 다양한 증세를 어지럽다고 표현한다. 이중 의학적으로 명확한 검사와 질병을 연관시켜 정확히 얘기 할 수 있는 것은 굵은 글씨로 크게 써놓은 증세에 해당하는 경우이다. 나머지 증세는 모호하고 몸 상태가 안 좋은 일반적인 표현이므로 오히려 몸 상태를 전반적으로 점검하는 건강검진을 함께 진행하는 것이 현명하다. 우선 일반인들의 이해를 돕기 위해 어지러움을 나눈다면 1) 빙글빙글 돌거나 균형을 잡지 못해 휘청거리는 어지러움 2) 일어설 때 아찔한 느낌을 갖는 기립성 어지러움 3) 기타 다양하게 표현될 수 있는 모호한 어지러움으로 나눌 수 있겠다. 이러한 분류는 의학적 분류라기 보다 일반인들에게 쉽게 설명하기 위한 분류이다.

1) 빙글빙글 돌거나 균형을 잡지 못해 휘청거리는 어지러움

신경과에서 위의 증세를 검사하고 진단하기 위해 크게 두가지 방향으로 접근한다. 첫째, 뇌졸중의 전조 증세이거나 뇌안의 평형기관을 담당하는 구조의 질병상태를 알기 위해 뇌 MRI, MRA를 시행하여 뇌 혈관과 뇌를 점검한다. 이러한 검사에서 질병이 발견되면 이에 대한 치료를 하고 예방적 처치를 함으로써 증세 호전을 위해 노력한다. 대표적인 예로 소뇌경색, 척추동맥이 막힌 경우가 있는데 그림과 같은 검사를 하여 진단하고 치료한다(그림 17). 둘째, 우리 몸의 평형을 잡아주는 전정기관을 점검한다. 전정기관은 내이(귓속)의 반고리관, 난형낭(타원주머니), 구형낭(둥근주머니), 말초 전정신경 등으로 구성되어 있으며(그림 18) 우리 몸의 평형을 유지하는데 중요한 역할을 하는 기관이다. 전정신경염, 양성 돌발성 현훈증 (이석이

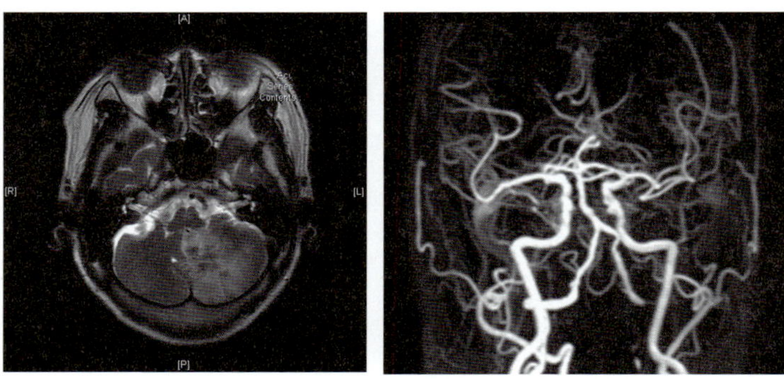

그림 17 **소뇌경색과 척추동맥의 폐색**

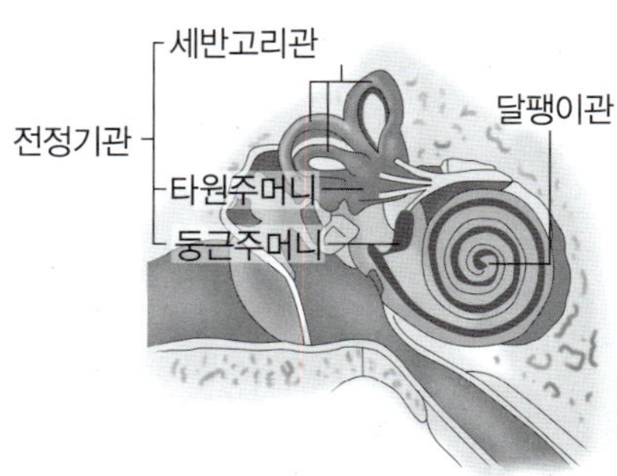

그림 18 **전정기관**

라 불리는 작은 돌들이 움직이며 중심을 잡는 평형기관을 건드려 평형기관 전체가 자극되고 환자는 빙글빙글 도는 전형적인 어지러움을 느끼는 증세), 메니에르씨 병, 중이염 후유증, 노화로 인한 전정신경 기능이상 등은 빙글빙글 돌고 균형을 못잡는 어지러움을 유발하는 전정기관 이상이다. 전정기관 검사는 이비인후과 또는 신경과에서 기계와 의사의 진찰을 이용해서 할 수 있다. 분명하고 심한 경우만 이상이 나오기 때문에 이 검사가 정상이더라도, 다른 문제가 발견되지 않았다면 전정기관의 기능 이상이 어지러움을 일으킨 것으로 판단할 수 있다. 그러나, 이렇게 진단했다고 하더라도 약물을 복용해서 금방 증세가 없어지는 것이 아니다. 예를 들어 양성 돌발성 현훈증은 의사의 처치로 머리 자세를 조절함으로써 전정신경계를 자극하는 작은 이석을 빼주는 치료를 병행하는데(그림 19), 치료한 후에도 빙글빙글

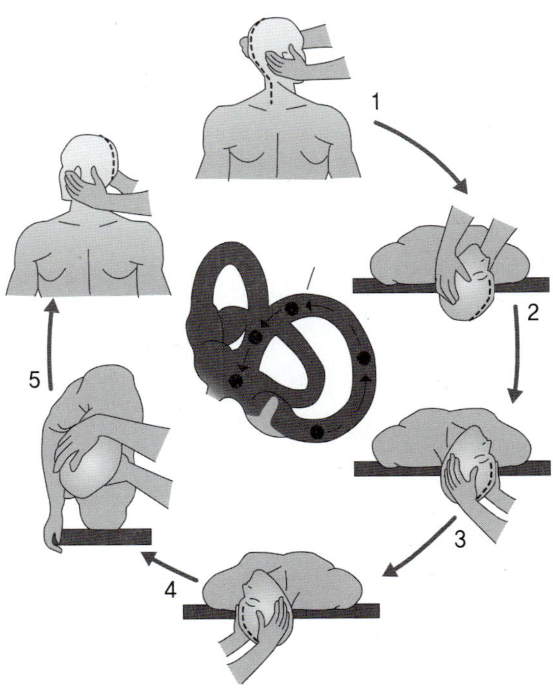

그림 19 **양성돌발성 현훈증에서 머리자세 조절을 통한 이석 제거**

도는 어지러움이 회복할 때까지 평균 2주 이상 길게는 2달까지 안정을 취해야 할 때도 있다. 또한, 머리를 심하게 흔들거나 엎드리거나 오래 차를 타는 행위가 전정기관을 자극하여 어지러움을 악화시키기 때문에 양성 돌발성 현훈증이 있는 경우에는 전정기관을 자극하지 않으려는 노력이 필요하다. 증상이 있을 때 넘어질 수 있으며, 운전등 기계조작을 하면 사고가 발생할 가능성이 크므로 조심해야 한다. 기타 전정기관 기능이상에 의한 현훈도 비슷한 접근이 필요하지만, 세부적인 분류에 따라 조금씩 다르기 때문에 신경과 또는 이비인후과 의사와 상담하는 것이 좋다. 전정기관 이상이 있는 경우로 결론이 났다면 의사가 알려준 머리운동을 시행하고 머리를 뒤로 젖히거나 앞으로 숙이거나 오래 차를 타거나 하는 활동은 어지러움을 유발하므로 피한다. 의사의 지시에 따라 일정시간 절대 안정을 취해야 할 때도 있다.

2) 기립성 어지러움

앉았다 일어설 때 아찔하며 핑도는 어지러움의 경우는 기립성 저혈압 또는 기립성 빈맥증 등을 의심할 수 있고 그 원인으로는 첫째, 자율신경계 이상이 있는 경우(당뇨, 말초신경병, 파킨슨병, 파킨슨병 유사질환, 노화등이 원인 또는 심장 부정맥이 있는 경우)를 생각할 수 있으며 이런 경우는 자율신경계 검사, 말초신경검사, 혈액검사 등을 하여 원인을 규명하게 된다. 기립성 저혈압이 생길수 있는 두번째 원인으로는 고혈압 약물 또는 전립선 비대증 약물 또는 기타 심혈관계 약물이나 정신 신경 약물을 생각할 수 있다. 현재 사용중인 약물을 조사하여 이런 약물을 복용하고 있다면 약물 조절을 의사와 상의해야 한다. 그러나 이런 약을 복용하고 있더라도 무조건 이 약물이 원인이라고 단정할 수 없으며 의사의 판단에 따라 서서히 감량하거나 다른약으로 대체하는 등의 세심한 조절을 해야 한다. 이러한 약물들은 환자들의 중요한 질병을 치료하는 약물이므로 주치의의 신중한 검토가 필요하다. 기립성 현훈 및 저혈압의 치료는 낮에 물을 많이 먹고, 천천히 일어나고, 일어나기 전에 다리 준비운동을 하고 - 다리를 10회 이상 접었다 피거나 다리의 근육을 잠시 조여주는 운동 - 기존의 원인질환을 치료받고 필요시 약물을 처방 받는다.

3) 이외의 어지러움증

이외에 다양하게 표현될 수 있는 모호한 어지러움증으로 몸이 무겁다, 머리가 무겁다, 기운이 없다, 멍하다, 아찔하다, 핑돈다, 피곤하다, 눈이 침침하다, 토할 듯 메스꺼린다 등으로 표현하는 어지러움이 있다. 빈혈, 암, 우울증, 수면 부족을 확인해야 하고 건강검진을 하여 몸의 내부에 이상이 없는지 확인하는 것이 좋다.

원인은 조금씩 달라도 모든 어지러움증에 공통적인 치료법이 있다.

① 일정하게 규칙적으로 밤에 잘 잔다.

② 어지럽지 않게 규칙적으로 식사를 잘한다.

③ 나름대로 스트레스 없도록 즐거운 생활을 한다. 불안감과 우울함은 어지러움을 극대화시키므로 유쾌하게 스트레스를 조절하여 즐거운 생활을 하는 것이 필요하다. 환자가 어지럽다고 했을 때 안정제를 통해 드물지 않게 좋은 효과를 보이기 때문에 특히 심리적인 요인이 영향을 많이 미친다는 것을 알 수 있다.

④ 걷는 활동을 생활화하여 낮시간 동안 몸을 충분히 움직인다. 몸의 평형을 담당하는 전정기관이 일상생활에 잘 적응하도록 적당한 자극 훈련이 필요하다. 그러나, 갑자기 급성으로 어지러움이 극대화되었을 때 절대 안정을 권유받은 상태라면 걷는 활동을 잠시 억제해야 하는 경우도 있다. 의사와 상담하여 적절한 걷는 활동을 적용하도록 한다.

⑤ 자유롭게 낮시간 동안 물과 과일, 야채를 많이 복용함으로써 신체상태에 충분한 물을 공급한다. 특히, 물의 공급은 어지러운 환자에게 정맥 수액을 공급하는 의미와 비슷하게 도움을 줄 수 있으므로 자주 충분히 물을 마시도록 한다.

이러한 생활을 통해 몸의 좋은 컨디션을 최대한 유지한다면 어지러움 증세는 많이 호전될 것이다. 정기적인 건강검진, 뇌졸중 검진, 최소 주 3회 오전 30분, 오후 30분 걷는 운동을 꾸준히 하면서 위 생활수칙을 잘 지키고 일어설 때 천천히 일어나고, 일어나기 전에 다리 준비운동을 하는 것은 모두 어지러움을 최소화하는 좋은 습관이다. 일어설 때 갑자기 아찔함이 있는 환자는 자리에서 일어나기 전에 다리를 접었다 폈다하는 다리 운동을 한 후에 일어서고, 누운자세에서 일어나기 보다는 앉아있는자세에서 일어날 수 있도록 습관을 들인다. 따라서, 우리나라의 전통적인 이부자리에서 잠자리를 갖는 것보다는 나이가 들수록 높지 않은 침대생활을 하는 것이 일어나기도 수월하고 일어서기까지 자세의 변화를 적게 해주기 때문에 덜 어지러울 수 있다. 앉았다가 일어서거나 누운 상태에서 일어나려고 할 때 환자 자신이 조심스럽게 단계별로 서서히 일어나는 습관을 들여보자. 저자가 여러 번 환자와 보호자에게 이와 같이 설명을 했는데도 제대로 실천하는 것을 보기가 매우 어려웠다. 그만큼, 귀찮고 번거롭고 이것의 중요성을 비중 있게 생각하지 않아서인 것 같다. 하지만, 이런 귀찮고 번거로운 생각과 실천이 가장 근본적인 해결책이므로 노력해 보길 권유한다. 최소 3~4주간 억지로 의도적으로 연습한다면 서서히 습관이 되어 어렵지 않을 것이다. 목표를 짧게 잡고 꼭 실천하도록 노력해보자. 어지러움도 의사의 처방과 약 이전에 환자 자신이 조절하고 노력해야 하는 부분이 훨씬 비중이 큰 것을 알 수 있다.

6. 손떨림에 대하여

어르신들이 흥분할 때 손발이 떨릴 경우 수전증으로 생각하고 진료실에 내원할 때가 많다. 수전증은 한자 그대로 해석한다면 손이 떨리는 것인데, 실제로 손만 떨리기도 하고 발까지 또는 목소리, 몸 전체가 떨리는 경우를 드물지 않게 보게된다. 떨림은 여러 원인에 의해 나타난다. 손발이 떨릴 때 일반인들은 대부분 중풍을 걱정하고 파킨슨병에 대해서도 많이 문의한다. 실제로 이러한 원인이 떨림을 유발할 수도 있지만, 가장 흔한 원인은 불안증 또는 생리적인 떨림, 본태성 진전증 등이고 조금 드물게 약물 유발성 떨림, 파킨슨병, 파킨슨병 유사질환, 갑상선 호르몬 기능항진, 뇌졸중 등이 원인이 될 수 있다. 정상인들도 생리적으로 잠시 불안할 때, 다른 사람의 시선을 끄는 자리에서, 무언가 발표할 때, 오래 서있을 때, 큰 충격을 받을 때 떨리는 경우가 있는데, 본태성 진전증의 성향을 가진 환자들은 그런 환경에서 더 두드러지게, 더 자주 떨림이 나타난다. 본태성 진전증이란, 병이라면 병이고, 아니라면 아닐 수도 있는 알레르기 같은 타고난 몸의 성향이라고 보아야 한다. 완치가 불가능한 경우가 많으며, 손을 떠는 수전증이나 발을 떠는 형태, 머리나 턱을 떠는 등 다양하게 나타날 수 있다. 자연적으로 회복되는 경우는 드물고 평생 그런 성향을 가지고 조절하면서 지내야 한다. 어르신들 중에 체머리를 흔든다로 표현하시는 경우가 대부분 여기에 속한다. 이 병은 사회적으로 몹쓸 병으로 치부되거나 불안해 보인다는 주위의 시선 때문에 환자들이 상처를 입기도 한다. 본태성 진전증은 심하지 않은 경우에는 잘 모르고 지나갈 수 있다. 이 질병은 가족력이 있는 경우가 많은데, 나이든 어르신들이 손을 떨어 진료를 받으러 오셨을 경우 모시고 온 보호자 자녀들에게서 같은 증세가 있음을 깨닫는 경우도 많다. 이 증세는 50% 정도에서 가족력이 있다. 떠는 증세가 어르신 연령대에서만 나타나는 것은 아니고 어떤 나이에서도 나타날 수 있으며 10대에서도 흔히 나타나고, 나이가 들수록 점점 흔하게 나타난다. 연령이 높아질수록, 체력이 떨어질수록, 근육이 약해질 경우, 복용하는 약물의 종류가 늘어날수록, 동반 질환이 많을수록 더 자주 나타난다. 일단 증세가 나타나면 심한 긴장상태에서 악화되므로, 스트레스가 생기지 않도록 조심하며 커피나 홍차 등의 카페인이 들어간 음식을 피하는 것이 좋다. 본태성 진전증은 파킨슨병과 비슷하게 보이는 경우가 있기 때문에 신경과 전문의에게 진단을 받아 정확히 감별해야 한다. 또, 갑상선 질환이 있는 환자, 말초신경에 질환이 있는 환자도, 열이 나는 경우, 신장질환, 간 질환이 있는 경우, 빈혈 및 기타 내과적 질환 등으로 신체 상태가 나빠질 경우에 손을 떠는 경우가 있으므로 여러 원인을 함께 감별해야 한다. 본태성 진전증은 본인의 뜻에 따라 약물 치료를 안 할 수도 있다. 약물 치료로는 프리미돈(primidone)과 프로프라놀롤(Propranolol)이라는 약물이 일차적으로 사용되며 이 약물은 50 - 60%에서 떨림을 일시적으로 없애거나 현저히 감소시키지만 약물을 복용하지 않으면 다시 원래 상태가 된다. 이러한 약물에 효과가 없을 경우 다른 약물을 2-3가지 정도 더 시도해 보는데, 약물시도에도 불구하고 효과를 느끼지 못하고 생활이 불편하다면 뇌 심부 전기자극술이라고 하는 뇌수술을 시도하기도 한다. 그러나 어떤 수술이나 약물치료도 완치를 만들 수는 없으며 치료 전에 비해 덜 떨리고 생활이 덜 불편한 것을 목표로 하는 것이다. 일부 환자, 보호자들은 약물치료가 일시적 효과만 있으므로 의미 없다고 생각하기도 하지만, 필요할 때 적절히 복용한다면 생활의 질을 매우 높일 수 있다. 예를들어, 본태성 진전증을 가진 학생이 중요한 시험이나, 면접, 실기 시험, 발표 등을 앞두고 약물을 통해 안정을 취하고 덜 떨어 중요한 순간에 자신의 기량을 충분히 보일 수 있었다면 한 사람의 진로와 진학에 결정적인 도움을 준 치료가 된 셈이다. 사람을 상대하는 직업, 세심한 손동작 및 발동작이 요구되는 기술자, 운동 선수일 경우 약물치료는 결정적인 순간에 상당한 도움이 되므로 삶의 질을 높이는데 매우 중요하다. 떨림 증세도 다음과 같은 생활 수칙의 실천을 통해 치료의 효과를 높일 수 있다.

① 일정하게 밤에 충분한 규칙적인 수면을 취한다면 몸이 피곤해지지 않고 근육이 피로하지 않아 덜 떨리고 약물치료의 효과가 높아지게 된다.

② 어지럽지 않게 식사를 규칙적으로 하면 몸에 일정한 칼로리와 에너지가 공급되어 신체가 지치지 않게 되고 기운이 없어 떨림이 악화되는 것을 막아준다.

③ 나름대로 즐겁게 지내며 유쾌한 마음 상태를 유지하는 것이 불안을 없애주고 덜 떨리게 한다.

④ 걷는 활동을 규칙적으로 함으로써 낮에 눕지않게 되고 활동을 하게 되니 밤에 잠을 잘 자게 되어 컨디션이 좋아진다. 또한 운동은 기분도 우울하지 않게 도와 주어 불안감을 감소시켜 불안으로 인한 떨림 악화를 막는다.

⑤ 자유롭게 낮에 물, 과일, 야채를 많이 먹어 몸의 세포들이 촉촉히 젖어 제 기능을 잘하게 되면 떨림을 유발하는 팔과 다리의 말초 구조들이 안정이 되어 덜 떨게 된다. 탈수가 되면 몸에 떨림이 심해지기 때문이다.

7. 손발 저림에 대하여

어르신들은 손발이 저리다는 느낌을 많이 호소한다. 손발에는 신경이 분포해서 감각을 느끼고 운동을 하게 되는데 말초신경에 문제가 있을 경우 저리다는 느낌을 가질 수 있다. 따라서, 환자들이 저림을 느낄 때 일차적으로 신경전도 검사를 하여 말초신경에 문제가 있는지 확인한다. 당뇨는 매우 흔한 질병인데 당뇨병의 대표적인 합병증인 말초신경병은 저림을 호소하는 당뇨 환자에게 드물지 않게 만나는 질병이다. 당뇨 이외의 원인에 의한 말초신경질환도 있어 그 원인을 찾기 위한 혈액검사를 하기도 한다. 또한 말초 신경의 문제가 아니더라도 허리디스크, 목디스크, 척추관 협착증, 말초 혈관 협착에 의한 저림도 있다. 또한 뇌졸중 등의 뇌병변으로 인한 증세로 저림을 호소하기도 한다. 하지 불안증후군이 있는 경우 저림으로 표현하기도 하는데 이것에 대한 진단은 주치의가 도움을 줄 수 있다. 원인도 다양하고 치료도 다양하지만, 어떤 질병으로도 분류될 수 없고 모든 검사가 정상으로 나왔을 때는 기능적인 신경이상 또는 검사에서 관찰되기 전 단계의 신경이상 또는 말초 혈액순환 장애로 생각할 수 있다. 저림의 원인이 되는 질병을 찾은 경우는 적극적으로 병원에서 시행하는 치료에 참여한다. 어떤 원인이든 공통적인 손발 저림의 예방 및 치료를 위한 생활 수칙은 다음과 같다. 이러한 생활 수칙과 함께 의사의 처방에 따른 약물 복용도 도움이 될 수 있다.

① 일정하게 밤에 충분한 규칙적인 수면을 취한다면 신체 컨디션이 좋아져 같은 강도의 불편한 저림이라도 훨씬 적게 느낀다.

② 어지럽지 않게 식사를 일정하게 하는 것은 당뇨 환자에게 규칙적인 식생활을 제공하게 하여 당조절을 도와주고, 이는 당뇨병 합병증인 말초신경병의 발생과 악화를 예방해 주어 저림을 호전되게 해 준다. 규칙적인 식사를 통한 비타민, 무기질 공급이 말초신경이 제 기능을 발휘하도록 도와준다.

③ 나름대로 즐겁게 생활하여 관심을 내 몸의 저린 증세가 아니라 즐겁고 유쾌한 활동에 집중한다. 우울하고 불안한 느낌과 자신의 증세에 대한 집착은 저림을 더욱 강하게 느끼게 한다.

④ 걷는 운동을 한다면 바깥 활동을 하게 되므로 기분전환을 할 수 있어 저림에 대해 덜 느끼게 된다. 하지만, 일부 저림을 유발하는 질병인 허리디스크, 척추관 협착증 등 은 물리치료 및 근육 강화 운동을 통해 근육을 기른 후 의사의 지시에 따라 걷는 운동을 해야 한다. 말초 혈관 장애가 있을 때에도 의사와 상의한 후 걷는 운동을 한다. 걷는 활동이 저림을 악화시키는 경우도 있기 때문이다.

⑤ 자유롭게 물, 야채, 과일을 섭취하여 말초신경의 기능에 좋은 영향을 미치는 무기질, 비타민을 충분히 공급한다.

8. 두통에 대하여

누구나 한번쯤은 머리가 아픈 느낌을 가져본 적이 있을 것이다. 두통은 머리 근처의 불편감을 호소하는 증세인데 환자가 아픔으로 느낄 수도 있고 이상 감각이나 이상 느낌으로 표현하기도 한다. 두통의 종류는 매우 많고 치료와 검사도 다양하지만, 여기서는 그 중에서 어르신들이 느끼는 두통의 흔한 원인 및 치료와 예방을 중심으로 설명하겠다. 크게 1) 뇌 구조에 문제가 생겨 나타나는 두통과 2) 뇌구조는 정상인데 기능적 이상이나 신경전달 물질의 불균형으로 인한 불안정성 때문에 생기는 두통으로 나눌 수 있다. 이러한 분류는 의학적 분류라기보다는 일반인들의 이해를 돕기 위한 분류이다.

1) 뇌구조에 이상이 생겨 나타나는 두통

여기에는 대표적으로 뇌종양, 뇌출혈, 뇌졸중, 뇌혈관 기형, 뇌염, 뇌수막염, 뇌 전이성 암병변 등이 속한다. 쉽게 말해서 뇌속에 염증이나 종양이나 출혈이나 무언가 누르는 물질 등이 생겨 뇌를 형태적으로 변화시키기 때문에 통증 구조가 자극되어 일어나는 두통이다. 아마도 일반적으로 가장 두려워 하는 뇌질환일 것이다. 각 질환마다 두통의 특징이 있으나 여기서 자세히 설명하여도 설명으로만 정확히 구별하기는 어렵다. 두통이 있을 때 우선적으로 의사의 진료를 본 후 이런 질환이 아니라는 확인을 받는 것이 중요하다. 하지만, 모든 두통을 항상 의사와 상의할 수 없기 때문에 주요 뇌질환의 대표적인 증세를 알고 있으면 좋을 것이다. 갑자기 나타난 두통이거나 순간적으로 깨질 듯이 머리를 때리는 듯한 통증, 두통과 함께 두 개로 보이는 증세가 있거나 한쪽 팔다리에 힘이 없어져 물건을 들어올리기 어려운 경우, 시야 및 시력이 이상해지고 토하고 열이 나는 등의 동반 증세가 있을 때는 반드시 의사의 진료를 받는 것이 좋다. 두통이 있을 때 두통약 복용하는 것을 나쁘게 생각하여 내내 고통스럽게 지내다가 의사를 만나러 오는 경우도 드물지 않게 본다. 의사를 바로 만나기는 쉽지 않으므로 두통약을 1–2회 시도해 보는 것은 위험하거나 나쁜 일이 아니다. 약물에 대한 효과 를 의사 진료시 알려 주는 것도 치료의 일부가 된다. 두통이 걱정되어 진료를 받고 싶을 때, 미리 두통약을 복용하여 효과를 확인 해 놓는 것이 좋다. 그 다음 단계로 의사의 진료를 통해 정확한 신경학적 진찰을 하고 그에 맞는 검사를 진행한다. 가장 대표적이고 자세하게 볼 수 있는 검사가 뇌자기공명 영상촬영(뇌 MRI)이다. 뇌 MRI는 현대 의학에서 뇌 구조를 가장 정확하게 볼 수 있기 때문에 매우 유용하지만 국가에서 정한 의료보험 기준에 합당해야 보험적용을 받을 수 있어 경제적으로 부담이 될 수 있다. 경우에 따라 뇌 CT를 먼저 시행하여 뇌 구조를 보기도 한다. CT는 MRI보다 볼 수 있는 뇌 부위가 일부에 국한되며 자세히 볼 수 없는 단점이 있다. CT나 MRI 모두 뇌혈관을 뇌와 함께 볼 수 있기 때문에 두통의 원인을 분석하는 데 매우 유용하다. 때로는, 두통의 원인을 알기 위해 뇌척수액 검사를 하기도 한다. 뇌척수액은 뇌와 척수를 둘러싸고 있는 주머니 같은 구조에 담겨 있는 액체 성분의 체액인데 여기에 염증, 또는 암세포 등이 생기면 열이나고 두통이 있을 수 있어 뇌척수액을 채취하여 원인을 규명한다. 누워서 등을 구부린 채로 옆으로 누워 의사가 바늘로 뇌척수액을 체취하며 불편한 자세로 20 – 30분을 누워 있어야 하므로 결코 쉬운 검사는 아니다. 그러나 의사의 판단 하에 필요하다면 꼭 시행해야 하는 검사이므로 무조건 거부하지 않고 두통의 원인 규명을 위해 꼭 필요하다면 의사의 판단을 따르는 것이 좋다.

2) 뇌구조는 정상인데 기능적 이상이나 신경 전달 물질의 불균형으로 인한 두통

위에서 언급한 뇌 MRI나 CT를 시행 후 정상이거나 필요한 경우에 뇌척수액 검사를 했는데 이상이 없다면 대부분의 두통은 여기에 속한다. 일반적으로 잘 알려져 있는 편두통은 한쪽이 아프거나 옆이 아프다고 진단하는 질병이 아니고 의학적으로 나이, 통증양상, 지속시간, 동반 증세 등을 고려하여 진단한다. 편두통의 시작은 젊은 나이에 시작하는 것이 일반적이라 어르신 연세에는 좀 드문 것이 사실이다. 이외에도 군발성 두통, 만성 매일 두통, 긴장성 두통 등 여러 자세한 소분류가 있으나 이는 의사의 판단에 맡기고, 대부분 신경 전달 물질의 이상이 초래되어 나타나는 두통으로 약물치료로 도움을 받을 수 있다고 이해하면 된다. 특히, 긴장성 두통은 스트레스, 불안, 우울과 관련이 많고 어르신들에게 많은 불안, 우울이 긴장성 두통과 함께 나타나는 경우가 많아 가장 흔하다고 볼 수 있다. 두통의 종류에 상관없이 불안, 우울, 긴장상태, 스트레스는 두통을 악화시키는 핵심 조건이므로 이런 정서상태를 피하도록 주위 환경과 환자의 노력이 함께 이루어져야 두통의 치료가 효과를 볼 수 있다.

3) 두통의 호전을 위해 시행해야 하는 생활 수칙

① 일정하게 밤에 충분히 규칙적인 수면을 취한다면 뇌가 충분히 쉴 수 있어 통증구조가 안정되고 두통이 줄어들 수 있다.

② 어지럽지 않게 식사를 제때 하고 규칙적으로 일정한 양을 섭취하여 신체에 충분한 에너지가 공급되도록 노력한다면 낮에 활동적인 생활에

몰두하게 되고 두통이 잠시 잊어버려 지기도 한다. 통증을 잊는 것이 일부 환자들은 근본 치료가 아니라고 생각한다. 그러나, 위에서 언급한 검사에서 뇌 구조가 정상인 것을 확인한 이후에는 결국 통증을 조절하는 것이 치료의 목표가 된다. 다른 활동에 몰두 함으로써 통증에 집중하지 않을 수 있다면 약물 복용도 줄일 수 있고 환자에게 긍정적인 마음을 주기 때문에 매우 유용한 치료 방법인 셈이다.

③ 나름대로 즐거운 생활을 하여 우울증과 불안이 없는 유쾌한 생활이 되도록 노력한다. 대부분의 두통은 스트레스에 의해 악화되기 때문에 스트레스를 줄인다면 두통의 상당부분이 좋아진다.

④ 걷는 생활을 통해 기분 전환을 하고 상쾌한 공기를 공급하면, 두통이 많이 안정된다.

⑤ 자유롭게 물, 과일, 야채를 많이 복용하여 뇌세포가 뇌기능을 극대화 할 수 있도록, 신경전달 물질이 자연스럽게 전달되고 분포하도록 비타민, 무기질을 충분히 공급한다. 두통은 컨디션 좋은 뇌세포에서는 좀처럼 느끼기 어렵다.

Chapter

3

뇌졸중, 치매, 파킨슨병의 의학적 치료

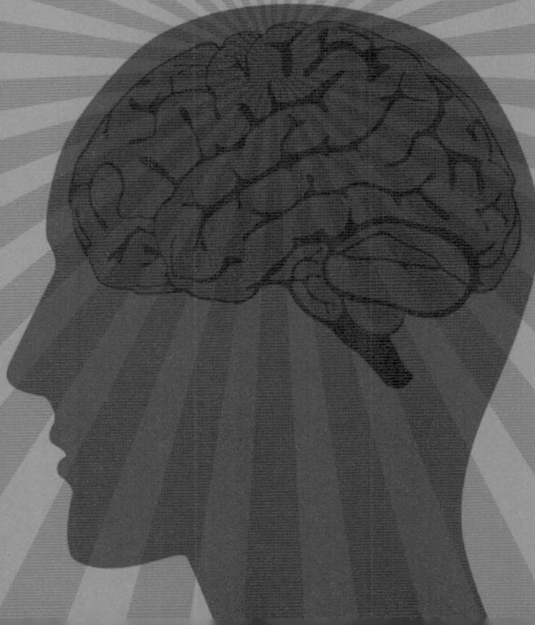

1. 뇌졸중의 치료

1) 급성기 치료

환자의 증세가 뇌졸중이 의심될 때 지체없이 빠른 시간 내에 병원 응급실로 방문해야 한다. 의식이 좋지 않을 때 손가락을 따거나 혈압약, 우황청심환 등을 입에 억지로 넣는 보호자들을 많이 보았는데 이러한 민간요법은 삼키는 기능이 마비된 환자의 기도를 막아 질식시킬 수 있어 매우 위험하다. 옷을 느슨하게 풀어주고 혹시 토할 경우 고개를 옆으로 돌려 이물질이 기도를 막지 않도록 조치한 후 병원 응급실로 옮긴다. 뇌졸중은 뇌혈관이 터지는 뇌출혈과 뇌혈관이 막히는 뇌경색으로 나뉜다. 뇌졸중 환자를 최대한 빠른 시간 내에 응급실로 옮기는 이유는 뇌경색의 경우 빠른 시간 내에 혈전용해 치료를 하거나, 합병증을 최소화 하려는 목적이 크다. 혈전용해 이외의 뇌졸중 치료를 요하는 경우에도 증세가 빠르게 악화될 수 있기 때문에 가능하면 빨리 병원에 도착해야 한다. 모든 뇌경색을 혈전용해제로 치료 하는 것은 아니다. 혈관을 막고 있는 혈전을 녹이는 혈전 용해제는 급성기 뇌졸중에 효과가 강력한 만큼 뇌출혈을 유발하는 위험한 합병증을 가지고 있다. 따라서 의사는 환자가 가지고 있는 조건에서, 효과와 부작용의 위험을 판단하여 신중하게 투여를 결정하게 된다. 의사가 이를 결정하기 위하여 최대한 빨리 뇌촬영을 하고, 혈액검사, 과거력, 현재 환자의 상태를 진찰해야 한다. 혈전용해제 치료가 아니더라도 항혈소판제, 항응고제, 뇌혈액순환 개선제, 다양한 혈관 치료제 등으로 뇌졸중 치료가 행해진다. 뇌졸중이 진단된 후 응급실에서 응급 조치가 취해지고 나면 일반 병실 또는 상태에 따라 중환자실, 뇌졸중 집중 치료실로 옮겨 평균 1–2주 입원치료를 받게 된다. 뇌경색의 경우 크기가 크거나 진행을 하는 경우에 뇌부종이 쉽게 생기는데 이로 인한 뇌간(대뇌와 소뇌 사이에서 생명유지에 핵심적인 중추가 있는 뇌 구조) 압박을 줄이기 위해 뇌수술을 하는 경우가 있다. 모든 뇌졸중을 수술하는 것이 아니며 경우에 따라 수술이 도움이 될 때만 수술을 하는 것이다. 뇌출혈의 경우는 여러 약물로 치료하거나 경우에 따라서는 수술을 시행할 수 있으며 거의 모든 뇌혈관 질환은 1–2주 안에 다양한 합병증이 일어날 수 있으므로 이것을 예방하고 치료할 수 있도록 입원치료를 하게 된다. 환자의 상태가 심해 보이지 않아도 뇌졸중 환자에게 입원치료를 하는 이유가 바로 여기에 있다.

2) 만성기 치료

다른 합병증이나 뇌졸중의 악화없이 급성기 뇌졸중 치료가 잘 마무리 되었다면 퇴원 후 지속적으로 평생동안 관리를 해야 하는 약물치료 및 여러 운동, 재활치료를 하게 된다. 재활의학과로 옮겨 치료를 지속하기도 한다.

A) 약물치료

대표적으로 다음과 같은 약물을 투여하며 환자의 상태에 따라 다른 약물을 추가하기도 하고 기존의 약물을 바꾸기도 하면서 뇌졸중을 관리한다.

- 항혈소판제

뇌경색에 가장 일반적으로 사용하며 혈전이 생겨 혈관을 막는 것 즉, 뇌경색 재발을 예방하는 약물로 피를 묽게하는 역할을 한다. 따라서, 이 약물을 복용할 때, 모든 의사에게 환자가 항혈소판제를 복용하고 있다는 것을 알려야 하고 각종 수술, 치과치료 받을 때 지혈이 잘 안될 수 있어 주의해야 한다. 또 쉽게 멍이 잘 들기 때문에, 부딪히거나 넘어지지 않도록 주의해야 하며 채혈을 하거나 근육주사를 맞은 후에 멍이 잘 들수 있으니 좀 더 오래 누르고 있어야 한다. 이외에도 위출혈이나 장출혈, 뇌출혈의 위험도 있고, 코피도 자주 난다. 그러나, 이 약물을 복용하는 모든 환자가 반드시 경험하는 부작용은 아니다. 부작용의 위험때문에 꼭 필요한 약물의 사용을 기피해서는 안된다. 부작용이 나타나 치명적인 손상을 입힐 확률보다는 약물의 효과로 뇌졸중의 재발을 예방할 확률이 더 크기 때문이다. 이러한 부작용에도 불구하고 이 약물이 뇌졸중 재발을 방지할 수 있는 효과가 우수하므로 뇌졸중을 진단받은 환자들은 특별한 경우가 아니라면 거의 모든 경우에 이 약물을 평생 복용한다.

- 항응고제

뇌경색의 원인이 심장의 혈전이 떨어져 혈관을 막았다고 판단이 될 경우, 또한 몇가지 의학적으로 필요하다고 생각하는 경우에 와파린 또는 쿠마딘으로 불리는 항응고제를 복용한다. 항응고제는 혈액을 묽게 하여 뇌졸중 재발을 예방하는 의미에서는 항혈소판제와 역할이 비슷하지만, 의학적인 작용기전이 매우 다르다. 와파린, 쿠마딘은 혈액검사를 통해 묽은 농도를 확인하면서 용량을 맞추어야 하는데 본인에게 적절한 용량이 맞추어졌더라도 매우 철저하게 하루도 변함없이 약의 용량을 정해진대로 복용해야 한다. 이 약물은 환자마다 모두 다른 용량으로 맞추어지며 매일 같은 양을 복용하지 않는 경우가 많아서 완벽하게 올바른 용량을 복용하기가 쉽지 않다. 환자 자신이 철저히 복용한다는 결심을 하고 매일 숙지하고 매일 확인하는 과정을 습관화 해야 한다.

하루라도 실수로 약을 복용하지 않거나 용량을 잘못 복용한다면 혈액이 의도한대로 묽어지지 않아서 혈관이 막히거나 오히려 혈액이 너무 많이 묽어져 혈관이 터져 몸의 어느 부위에서건 출혈이 일어날 수 있기 때문이다. 따라서, 병원에서 의사의 처방을 받을 때마다 혈액검사로 묽은 정도를 확인하는 번거로운 과정을 거쳐야 한다. 이 약물은 다른 약물과 식품의 영향을 많이 받는데, 양파물, 녹황색채소, 인삼, 홍삼, 비타민, 건강기능식품 등이 약의 효과를 감소시키거나 과도하게 증가시켜 출혈이 너무 자주 일어나게 만들기도 한다. 따라서, 몸에 좋은 건강보조제를 복용하고 싶더라도 이 약을 복용하는 동안에는 자유롭게 섭취할 수 없다. 요즘에는 혈액검사를 하지 않고 비슷한 효과를 내는 신약이 개발되어 상용화되고 있지만, 모두 장단점이 있기 때문에 여러 가지를 고려하여 주치의가 환자에게 가장 적절한 약물을 선택하게 된다. 개인적으로 저자는 항응고제가 불편함이 많은 약이지만 적절하게 복용하기만 한다면 어떤 약보다도 뇌졸중 예방에 탁월한 효과를 가지고 있다는 것을 확신한다. 항응고제를 복용하고 있는 환자라면 이러한 효과를 믿으면서 철저히 용법을 잘 지키길 강력히 권한다. 불편하다고 번거롭다고 그 효과에 대한 믿음이 흔들려서는 안된다.

- 항고혈압 약물

고혈압은 뇌졸중 원인중의 하나이고 뇌졸중 진단을 받은 이후에도 다시 뇌졸중을 일으킬 수 있기 때문에 혈압을 적절히 낮추는 항 고혈압약을 지속적으로 사용하는 것이 매우 중요하다.

- 당뇨병 약물

당뇨도 뇌졸중의 대표적 원인중 하나이고 역시, 뇌졸중 진단을 받은 이후에도 다시 뇌졸중을 일으킬 수 있기 때문에 당뇨 치료약으로 당 조절을 잘 하는 것이 뇌졸중의 중요한 치료가 된다.

- 고지혈증약

  고지혈증도 뇌졸중의 원인이기 때문에 고지혈증이 있다면 당연히 이를 낮추는 고지혈증약을 지속적으로 복용하는 것이 뇌졸중 재발 방지에 도움이 된다. 단순히 고지혈증만 낮추는 것이 아니라 동맥경화증의 진행도 늦추는 역할까지 할 수 있어 고지혈증 약은 뇌졸중 치료에 중요하다. 뇌졸중 발병 이후에는 일반적인 고지혈증의 치료 시작 기준보다 더 엄격하게 기준을 적용하여 고지혈증약을 처방한다.

- 기타

  각 환자의 원인 질환을 치료하고 뇌졸중 후유증에 따른 다양한 증세에 대한 추가 약물이 뇌졸중 치료에 도움이 된다.

B) 재활치료

운동과 물리치료, 작업치료, 원예치료, 미술치료, 음악치료 등을 통해 일상생활에서 최대한 독립적으로 생활할 수 있도록 뇌졸중 후 지속적으로 노력 한다.

3) 뇌졸중 후 주의할 점

뇌졸중은 신체의 어느 부분이 이전과 같지 않고 기능을 할 수 없게 후유증을 남기기 때문에 일상생활에 적응하도록 훈련을 해야 한다.

A) 의사소통의 문제

뇌졸중의 위치에 따라 환자가 말을 이해하거나 말 하는 것에 장애가 있을 수 있다. 이럴 경우, 환자가 말하는 것을 이해할 수 있도록, 보호자는 가능하면 짧은 문장으로 여러 번 말을 하고, 환자가 말을 하고 싶은

데 말을 할 수 없는 경우에는 천천히 하고 싶은 말을 글씨로 써서 의사소통을 할 수 있도록 도와준다. 글씨쓰는 것 조차되지 않을 때는, 하고 싶은 말을 예, 아니오로 말할 수 있게 질문을 구체적으로 하여 최소한의 환자 의향을 알 수 있도록 환자의 인격을 존중하면서 간호하는 것이 환자의 회복에 도움이 된다. 어느정도 말할 수 있는 단계가 되면 큰 소리로 책읽기나 신문의 큰 글씨를 읽도록 훈련하는 것이 말하는 기능을 회복 시킬 수 있다.

B) 사레걸림

- 뇌졸중 환자의 경우 음식을 삼키는 기능이 저하되어 음식물이 기도로 들어갈 수 있으며 이를 사레 걸림이라고 한다. 이는 폐렴등의 합병증을 유발할 수 있어 호흡곤란, 호흡마비, 사망까지 이르게 할 수 있는 위험한 현상이다.
- 환자가 수시로 음식물이나 물을 잘 삼킬 수 있는지 확인하면서 식사를 해야 한다. 간병하는 사람은 환자의 씹고 삼키는 능력에 알맞게 식사의 점도를 조절하여 사레 걸림을 방지해야 한다.
- 환자가 식사를 많이 못할 경우 식사 횟수를 1일 5－6회 소량씩 자주 제공할 수 있다. 사레가 잘 걸리는 환자에게 처음 음식을 제공할 때에는 걸쭉하고 부드러운 상태의 죽과 곱게 갈린 반찬을 제공한다.
- 사레가 심하게 걸릴 때는 국물이 많은 음식은 제한하고, 질감이 거친 음식이나 견과류, 생과일, 생채소 등은 피한다. 환자가 훈련하여 조금씩 호전되면 죽이나 진밥과 함께 국물을 약간 제공할 수 있으나 세심한 주의가 필요하다.
- 죽이나 진밥에 성공적으로 적응하면 일반 밥으로 서서히 단계를 높인다. 이때 반찬은 살코기나 부드러운 반찬을 조리하여 다진 후 촉촉하

고 부드럽게 만들어 제공한다. 연두부 찜이나 계란찜, 가시를 제거한 생선요리, 바나나 등 부드러운 형태의 음식은 그대로 섭취해도 된다

- 사레가 잘 걸리는 환자가 주의해야 할 식품은 물과 주스 같은 액체류, 입천장에 달라붙는 땅콩버터나 녹인 치즈, 지나치게 차갑거나 뜨거운 음식, 자극적인 향신료, 젤리 등이다. 이런 음식은 가능하면 주지 않는다.
- 식사 시 상체를 똑바로 세운 자세를 취하면 사레 걸리는 것을 감소시킬 수 있다. 식사 전 대상자가 충분히 휴식하여 식사 과정에 열심히 협조하고 집중 할 수 있게 한다.

C) 욕창

환자가 혼자서 움직일 수 있다면 욕창은 잘 발생하지 않는다. 하지만, 거의 누워 있는 뇌졸중 환자의 경우는 욕창을 항상 주의해야 한다. 욕창은 압력때문에 생긴 피부 혈액순환의 장애로 피부조직이 괴사하게 된 상태이다. 움직임이 떨어지고 영양이 부족한 상태에서 한 자세로 오래 자세 변경 없이 있을 때, 피부는 빨갛게 변화를 일으키게 되고 염증반응이 지속되어 피부껍질이 벗겨지며 계속 진행할 경우 썩는 상태로 진행할 수 있다. 욕창을 예방하기 위해서 다음을 주의한다.

- 매일 대상자의 피부를 살핀다. 특히 뼈 돌출 부위인 꼬리뼈(미골), 허리 주변(척추뼈), 엉덩이 뼈(천골) 근처, 발목 뼈(종골) 등을 주의하여 관찰한다(그림 20).
- 움직이기 어려운 환자들은 침상을 에어 메트리스 등으로 바꾸어 주는 것이 좋다(그림 21).
- 휠체어나 의자에 앉을 때는 에어 방석으로 몸무게 압력을 줄여 주는 것이 좋다(그림 22).

똑바로 누운 자세

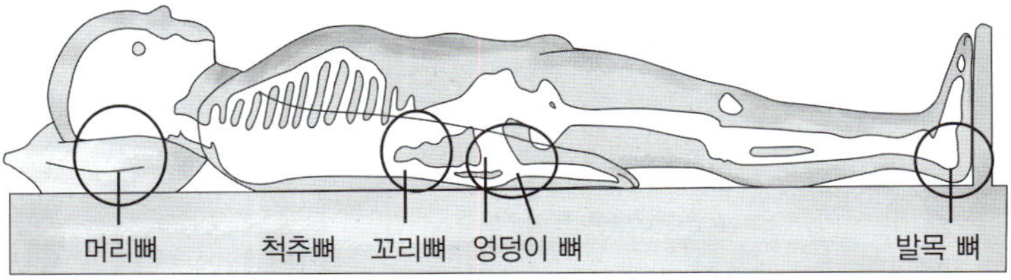

옆으로 누운 자세

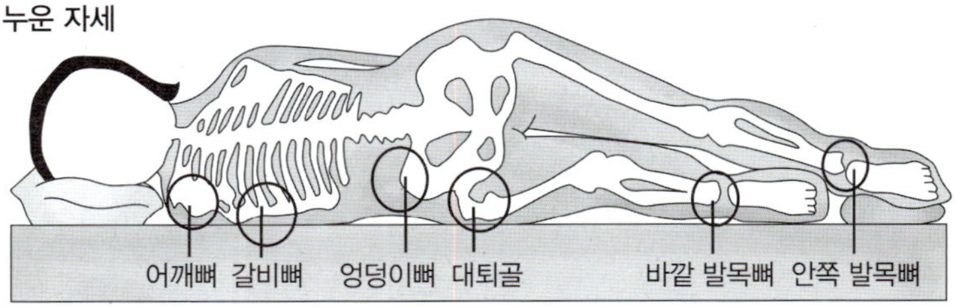

그림 20 **욕창이 자주 발생하는 부위**(출처; 요양보호사 직무교재, 2013)

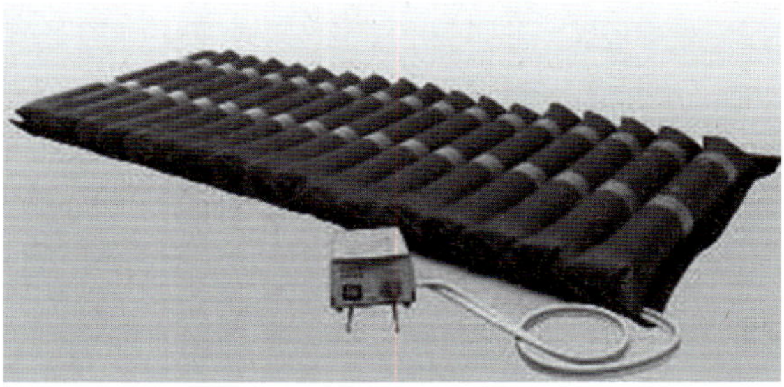

그림 21 **욕창 예방 에어 메트리스**(출처; 요양보호사 직무교재, 2013)

- 2시간에 한번씩 체위 변경을 해주는 것이 중요하다. 자세 변환을 할 때 쉽게 변환할 수 있도록 도움이 되는 자세 변환 용구를 환자 밑에 깔아서 사용할 수 있다(그림 23). 체위 변경은 피부에 대한 압력을 줄임으로 혈액순환을 개선하여 욕창을 예방한다
- 피부를 깨끗하고 건조하게 유지하며 특히 대변, 소변으로 더럽혀 질 때

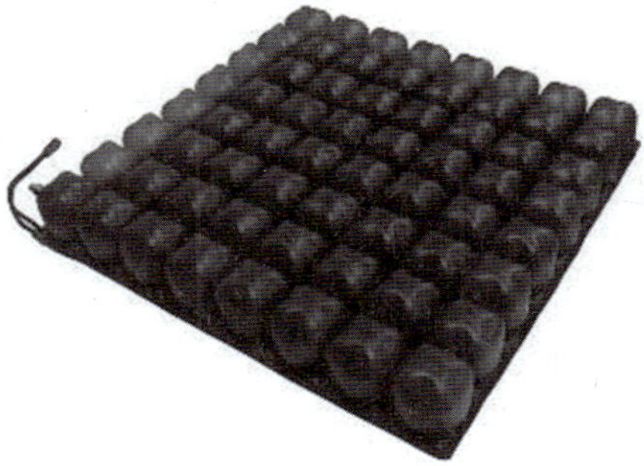

그림 22 **욕창예방 방석**(출처; 요양보호사 직무교재, 2013)

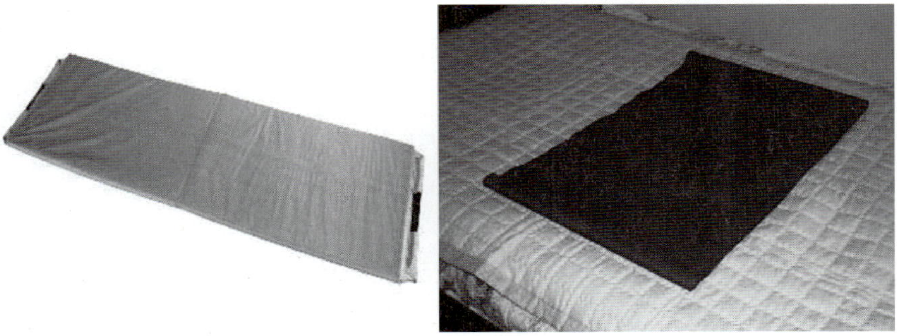

그림 23 **욕창 예방을 위한 환자 자세 변환 용구**(출처; 요양보호사 직무교재, 2013)

마다 깨끗이 씻는다. 순한 세척제를 사용하여 가능한 마찰을 적게, 부드러운 타월이나 흐르는 물에 노출한 후 깨끗하게 건조한다.

- 건조한 피부에는 습기 있는 환경을 유지하기 위해 피부보습제를 사용한다.
- 단백질, 칼로리 섭취가 부족하지 않도록 충분한 영양섭취를 격려한다.
- 움직임과 활동을 향상시킬 수 있는 노력을 계속한다.
- 침대에 누울 때는 대상자의 머리와 침대의 각도를 30°이하로 유지한다.
- 스스로 몸을 움직일 수 있는 대상자는 매 15분 마다 움직일 수 있도록

돕거나 교육한다.

- 다리 아래에 베개를 놓거나 보호대를 사용하여 발 뒤꿈치를 침대에서 떨어뜨려 놓는다. 팔꿈치 등의 관절도 바닥에 오래닿아 있으면 욕창이 생길 수 있어 푹신한 쿠션 위에 위치시키는 것이 좋다. 오래 누워있고 스스로 움직임이 없는 환자는 어깨, 팔꿈치 관절, 손목 관절, 무릎 관절, 발목 관절 등 신체 어느 부위의 관절이든지 수축하여 굳어 버릴 수 있다. 따라서, 보호자가 팔다리를 주무르는 활동보다는 각 관절이 굳지 않도록 늘 부드럽게 최대한 움직여 주 는 것이 현실적으로 더 도움이 된다(그림 24).

D) 대소변을 가리는 문제

- 뇌졸중 이후에 팔다리를 사용하는 것이 불편하기 때문에 대소변이 마려울 때 화장실에 가기도 어렵고 가서도 대소변 배출 및 뒤처리에 많은 어려움을 겪게된다. 환자의 상태에 따라할 수 있는 행동의 범위가 정해지므로 병원에 있을 때 작업치료 및 물리치료를 통해 할 수 있는 부분

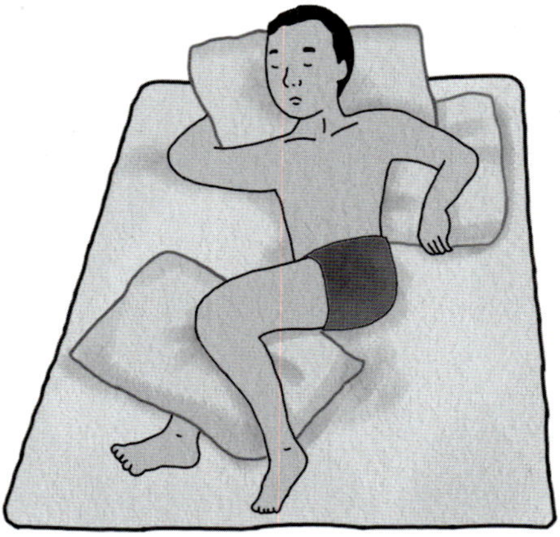

그림 24 **압력점을 피해 욕창을 방지하기 위한 누운자세**(출처; 요양보호사 직무교재, 2013)

을 연습한 후 집에서 계속 반복적으로 훈련해야 한다.

- 보행이 어려운 경우, 일시적으로 방안에 소변기를 위치시켜 훈련하는 방법도 있고, 기저귀를 이용할 수도 있다. 대변은 시간을 정해놓고 보호자와 함께 화장실에 규칙적으로 방문하여 배변 습관을 규칙적으로 실천하는 것도 좋다. 다른 문제보다, 특히 대소변 문제는 환자에게 수치심 및 자존감에 상처를 입힐 수 있기 때문에 환자를 더욱 힘들게 한다. 그러나, 문제를 직시하고 이를 해결하기 위해 보호자와 의료진의 훈련 제안을 따라 실천하는 것이 결국 자존감을 회복하는 가장 빠른 방법이다. 예를 들어 뇌졸중 환자들 중 대소변은 항상 화장실에서 봐야 한다고 생각하여 다른 장소나 기구를 사용하지 않으려고 하는 환자가 적지 않다. 현실적으로 팔다리 움직임이 어렵기 때문에 화장실 출입을 고집하는 것은 넘어지는 위험을 초래할 수 있어 매우 위험하다. 이러한 경우에는 침대 옆 소변통, 요강 등의 간이변기나 이동변기 등을 이용하는 것이 현명하다(그림 25). 화장실과 욕실에 미끄럼을 방지하는 매트

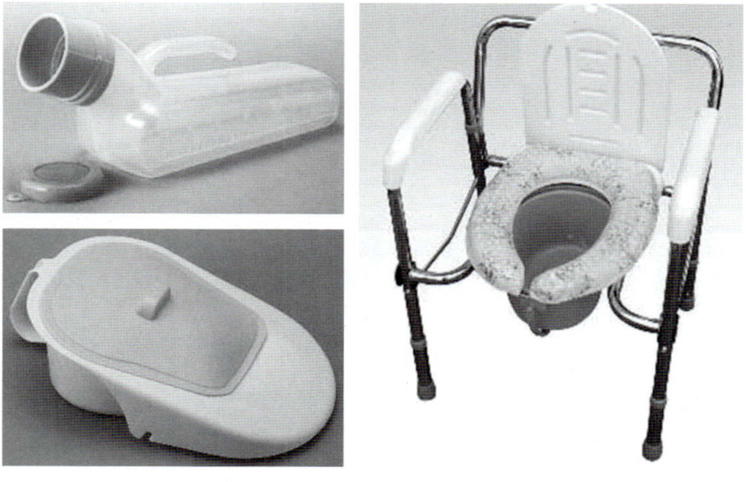

그림 25 **간이 변기와 이동변기**(출처; 요양보호사 직무교재, 2013)

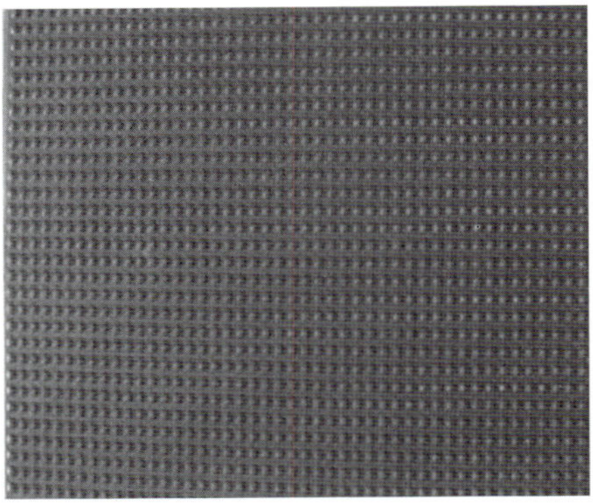

그림 26 **미끄럼 방지용품**(출처; 요양보호사 직무교재, 2013)

를 깔아두어 낙상을 방지하는 것도 중요하다(그림 26). 이 모든 노력은 넘어지지 않기 위한 목적이다.

- 특히 저자는 미끄러져 심하게 넘어지는 경우를 가장 걱정하는데 일단 어르신 연세에 바닥에 부딪히는 정도만으로도 대퇴부 골절 및 기타 뼈의 골절은 쉽게 일어난다. 이런 상태가 되면 원하지 않는 큰 수술을 하게 되고 오히려 뇌졸중으로 치료 받을 때보다 더 큰 기능상실을 가져오게 되어 평생누워서 지내야 하는 극단적인 경우에 처할 수 있기 때문이다.

4) 뇌졸중 환자의 생활 수칙

뇌졸중은 누구에게나 충격적인 일이다. 사랑하고 총명했던 가족이 예전에 했던 일상적 행동을 하지 못하고 장애를 가지고 살아가야 하는 모습을 보게 되어 깊은 상실감을 느낄 수 밖에 없다. 뇌졸중 환자를 간병하는 일은 어렵고 스트레스를 받는 일이지만, 가족과 환자가 서로 화를 내고 죄의식을 갖고 불안하고 우울해 하는 것은 문제해결에 전혀 도움이 되지 않는다. 상황이 힘들게만 느껴지겠지만, 다른 병이 아닌 뇌졸중이기 때문에 긍정적인 부분도 존재한다. 뇌졸중의 특징상 뇌졸중이 재발만 하지 않는다면, 뇌졸중 발병 처음의 증세가 가장 심하고, 시간이 지날수록 뇌는 조금이라도 좋아질 수 있는 능력을 가지고 호전된다는 것이다. 20년 이상 신경과에서 수 많은 뇌졸중 환자를 보면서, 전혀 걸을 수 없을 것 같았던 환자도 1년, 2년이 지나고 약물치료와 물리치료, 운동을 열심히 실천하여 완전히 정상은 아니어도 혼자할 수 있는 일상생활의 종류가 조금씩 늘어나는 것을 흔히 볼 수 있었다. 마비된 팔다리가 굳지 않도록 끊임없이 움직여주고 운동하고 노력을 해야 볼 수 있는 결실이다. 이렇게 노력하기 위해 어떻게 하루를 보내면 좋을까?

① 일정하게 밤에 숙면을 취한다.
② 어지럽지 않게 규칙적으로 식사를 골고루 한다.
③ 나름대로 즐겁고 유쾌하게 지낸다.
④ 걷는 것이 신체와 정신을 회복 시킴을 믿고 실천한다. 오전 30분, 오후 30분 걷는 운동을 매일 꾸준히 하고, 매일이 어렵다면 주 3회로 시작해 본다. 혼자 걸을 수 없는 환자는 보호자와 함께 안전하게 넘어지지 않도록 주의하면서 보행연습을 한다.
⑤ 자유롭게 과일, 야채, 물을 많이 마신다.

이렇게 하루를 보내면서 몸과 마음 상태를 뇌졸중 치료를 위한 최적의 상태로 만들어 놓는다면 뇌졸중의 약물치료, 재활치료, 운동치료는 큰 효과를 가져다 줄 것이다.

2. 치매의 치료

1) 약물치료

치매는 그 원인에 따라 치료도 예후도 많이 다르다. 퇴행성 뇌질환에 의한 치매는 근본적인 완치는 어렵지만, 생활의 질을 높이는 방향으로 치료의 방향이 정해진다. 그외 다른 원인에 의한 치매의 치료는 그 원인 질환을 치료하는 것을 기본으로 하면서 앞으로 언급할 치매 치료제를 함께 시도해 볼 수 있다. 일반적으로 치매 치료의 목표라면 병 자체를 되돌려서 완치시키고 치매 증세를 없애는 것이라고 대부분 생각할 것이다. 그러나, 현재까지 개발된 약물들은 병의 진행을 약간 늦출 수 있거나 증상을 호전시키는데 도움이 될 수는 있지만 근본적으로 완치를 시킬 수는 없다. 그렇다고, 이러한 약물 치료가 무의미하다고 생각해서는 안 된다. 이러한 약물들이 분명 환자들의 삶의 질을 좋게 하며 살아있는 동안 조금 더 인간답게 자존감을 가지고 살 수 있도록 도와주기 때문에 매우 중요한 의미가 있다. 의학이 지속적으로 발전하면 모두가 바라는 근본적인 완치에 가까이 갈 수 있는 길이 언젠가는 열릴 것이다. 그 순간이 올 때까지 이제까지의 발전된 의학 지식이 환자들에게 도움이 되도록 많은 의사들이 함께 노력해 줄 것이다. 다음은 일반적으로 많이 처방되는 치매 약물의 상품명이며 여기서 언급한 약물 이름과는 다르지만 성분은 동일한 다양한 회사의 약물이 출시되어 있다. 반드시 약물 이름이 동일해야 같은 약이 아니다. 이름은 달라도 같은 성분의 약이 여러가지가 있다. 환자가 현재 복용하고 있는 약과 이 책에서 제시한 약의 이름이 다르다고 해서 틀린 약이 아니므로 주치의의 처방이 가장 환자에게 적절한 약물이라는 신뢰를 가져야 한다. 주치의의 판단에 따라 적절한 약을 처방 받을 수 있다.

A) 아리셉트(Aricept®)

성분명으로는 도네페질이며 1996년 미국 식품의약청(FDA)은 아리셉트(Aricept)라는 약을 알쯔하이머병의 치료 약물로 승인하였다. 아세틸콜린은 기억력을 비롯한 인지 기능을 온전히 발휘하는데 핵심이 되는 주요 신경 전달 물질이다. 알쯔하이머병과 같은 퇴행성 뇌질환 환자에서 아세틸콜린이 부족한 현상이 나타난다. 아리셉트는 아세틸콜린을 분해하는 효소(아세틸콜린 에스테라제) 를 억제하여 뇌에서 아세틸콜린이라는 신경 전달 물질이 보다 효과적으로 사용될 수 있도록 작용하는 약이다. 이 약물에 의한 부작용으로 메스꺼움과 설사, 식욕부진, 피곤함, 불면증 등이 있으나 반드시 나타나는 것이 아니라 나타나지 않는 경우가 더 많다. 이 약을 복용 후 이러한 증세가 있다면 주치의와 상의하여 약을 조절하면 된다.

B) 엑셀론(Exelon®)

성분명으로는 리바스티그민(rivastigmin)이며 아리셉트처럼 아세틸콜린 에스테라제 억제제이다. 그 기전은 아리셉트와 비슷하며 패치 형태가 있어 식욕부진의 부작용이 있거나, 먹기 힘든 경우에 사용할 수 있다.

C) 레미닐(Reminyl®)

성분명은 갈란타민(galantamin) 이며 아리셉트, 엑셀론과 비슷한 기전인 아세틸콜린 에스테라제의 억제제로 작용한다. 주치의의 판단에 따라 각 약물의 장단점이 조금씩 다르기 때문에 환자에게 적절히 맞는 약을 선택할 수 있다.

D) 에빅사(Ebixa®)

성분명은 메만틴(memantine) 이며 치매 환자에게 독성 신경 전달물질로 작용할 수 있는 글루타메이트(glutamate)의 NMDA 수용체를 막아서 뇌신경에 대해 독성 작용이 최소화 되도록 도와 준다. 일반적으로 중등도 이상의 치매 환자에게 많이 처방하지만, 연구결과에서는 알쯔하이머병의 초기를 포함한 중기 이상으로 진행된 경우까지 효과가 있다고 보고 하였다.

E) 기타

- 항산화제(Antioxidant)

신경 과학자들은 알쯔하이머병의 발생을 낮추는 것뿐만 아니라 일단 발병하고 난 뒤 병의 진행을 늦추는 방법에 대하여도 연구를 해 왔다. 비타민 E와 셀레질린(Selegiline)을 사용한 연구 논문에서 알쯔하이머병 환자들에게 셀레질린(Selegiline)과 고용량의 비타민 E중에 한가지를 복용하게 함으로써 병의 진행을 늦출 수 있었다고 보고하였다. 그러나, 병의 진행을 막을 수 있는 기간은 매우 짧았고 그 효과도 크지 않았다. 알쯔하이머병의 진행을 늦출 수 있는 항산화제들의 효과에 대해서는 좀 더 많은 연구가 이루어져야 할 것이다.

- 항소염제(Anti-inflammatory drugs)

알쯔하이머병의 효과적인 치료방법의 개발은 여러 가지 분야에서 이루어지고 있다. 비스테로이드성 항소염제를 사용하면 알쯔하이머병이 덜 생긴다는 연구결과가 있다. 여러 가지 비스테로이드성 항소염제를 규칙적으로 복용하고 있는 관절염 환자들은 이러한 약제를 복용하지 않은 환자들에 비하여 알쯔하이머병의 발병률이 낮았다. 그러나 연구 결과가 조금씩 다르고 항소염제를 장기간 복용하였을 때 위장장애나 위궤양 등의 부작용이 있기 때문에 아직 이러한 약제 복용이 확실하게 도움이 된다고 볼 수 없다. 따라서 항소염제들에 대한 더 많은 연구를 지켜봐야 할 것이다.

- 여성호르몬 치료

알쯔하이머병은 남자에 비해서 여자가 좀 더 잘 걸리는 경향을 보이기 때문에 신경 과학자들은 여성 호르몬의 역학도 연구하였다. 그러나 여성 호르몬과 알쯔하이머병의 관계에 대해서는 결과가 다양하다. 몇몇 연구 결과에서는 폐경기의 여성이 여성 호르몬을 투여 받으면 알쯔하이머병이 덜 생긴다고 발표하기도 했지만, 어떤 연구에서는 나이에 따라 폐경 호르몬 치료가 경도 인지 장애나 치매 위험성을 증가시킬 수도 있다고 하였다. 연구마다 그 결과에 많은 차이가 있고, 지속적인 여성 호르몬 치료는 자궁암, 유방암 등을 일으킬 수 있기 때문에 담당의사와 상의하여 여성 호르몬 투여 여부를 결정해야 할 것이다.

F) 치매와 더불어 나타나는 이상행동, 정신신경학적 증세 조절을 위한 약물 치료

잠을 못 잔다든지, 거리를 방황한다든지, 불안감, 초조감 그리고 우울증 등은 치매 환자에서 흔히 관찰할 수 있는 이상 행동 증세이다. 약물을 적절히 복용한다면 이러한 증세를 감소시킬 수 있고 삶의 질을 좋게 할 수 있다. 즉, 항우울제, 항정신증 약물, 신경안정제, 수면제 등으로 우울증, 불안정한 감정, 분노, 공격적인 행동 등을 줄일 수 있다. 이는 환자와 환자를 돌보는 간병인의 과중한 스트레스를 줄여주며, 환자가 위험에 처할 수 있는 상태를 피하고 오랫동안 가족과 함께 생활 할 수 있도록 도와준다.

2) 재활치료

병원에서 혹은 치매 치료 센터에서 운동과 물리치료, 작업치료, 원예치료, 미술치료, 음악치료, 회상치료 등을 통해 일상생활에서 최대한 독립적으로 생활하도록 도움을 받을 수 있다. 치매 환자도 감정을 가진 사람이므로 기분이 좋고 안정될 때 모든 증세가 호전된다. 치매 환자 대부분이 고령의 어르신이므로 신체 각 부위에 통증이 있을 수 있는데 그것에 대한 물리치료를 하는 것도 편안한 기분을 주어 포괄적인 재활치료에 도움을 준다. 치매가 진행하면 일상생활에서 하는 기본 활동의 순서를 망각하는 일이 종종 일어난다. 예를 들어, 양치질, 세수하기, 머리빗기, 간단한 요리하기, 옷 입기, 식사하기 등의 쉬운 활동도 병이 진행되면 환자가 혼자서 할 수 없게 된다. 이 단계에서는 각 활동의 단계를 구분하여 활동이 완성되는 순서를 함께 해 보는 작업치료로 도움을 줄 수 있다. 원예치료로 꽃을 가꾸고 화초를 키울 수 있는데 조용하지만 매일의 변화를 볼 수 있어 환자에게 흥미를 줄 수 있다. 음악은 치매로 인한 행동 이상을 안정시키고 불안을 감소시키는데 매우 유용하다. 병이 많이 진행한 이후에도 환자는 박자를 맞추거나 노래를 부를 수 있다. 음악은 언어기능을 잃어버린 후라도 환자와 소통하는 방법이기도 하다. 환자를 위해 음악을 고를 때는 환자에게 익숙한 음악을 고르도록 하며 환자가 음악을 직접 고를 수 있으면 더욱 좋다. 모든 어르신이 트로트나 국악을 좋아할 것이라고 단정하지 말고 여러 음악을 들려 주면서 좋은 음악을 찾도록 한다. 점점 어르신들의 지적 수준이 다양해지고 있어 이에 맞춘 음악 치료도 필요할 것으로 생각된다. 조용한 음악은 조용한 분위기를 연출할 수 있으며 어린 시절의 익숙한 음악은 즐거운 추억을 연상 할 수 있다. 박수를 치고 춤을 출 수 있는 음악은 즐거움을 더해 주기도 한다. 그러나, 조용한 성격의 어르신들에게 필요 이상으로 원하지 않는 활동을 강요하지 않도록 한다. 문을 닫는 큰 소리나 강한 사운드의 전자음악의 형식, 소음이 섞이거나 음향이 너무 큰 음악은 좋지 않다. 미술치료로는 간단한 그림을 따라 그리거나 색칠하기, 만들기 등을 다양하게 할 수 있는데 환자가 활동하여 만든 작품이 무엇인지 대화를 하는 것이 좋다. 본인의 추억 속에 있는 기억이라면 회상을 할 수 있는 내용이 더욱 풍부해질 것이다. 환자가 어떤 행동을 시작할 지 어려워할 때 치료자나 보호자가 함께 활동을 시작할 수 있도록 도와주면 좋다. 예를들어 그림을 그리는 활동을 하고자 한다면 붓을 사용하는 행동을 보여 주거나 제안해줄 수 있다. 너무 복잡하지 않는 활동으로 환자가 할 수 있는 최대의 역량을 끌어내기 위하여 최소한의 보조를 해준다. 판단력이 떨어진 치매 환자가 재료를 빨거나 다르게 이용하는 등 이상 행동을 할 수 있으므로 인체에 해가 없는 재료로 만들어진, 날카롭지 않은 안전한 재료를 사용한다. 한번 작업을 할 때 반드시 끝낼 필요는 없으며 급하지 않게 충분한 시간을 주도록 한다. 회상치료는 치매 환자에게 끝까지 남아있을 수 있는 옛 기억을 되살리며 안정감이 들게 도와주는 과정이다. 안좋은 기억은 물론 피해야 하며 환자가 기억하는 가족들의 행복했던 시절의 사진을 보고 많은 얘기를 나눈다면 좋은 치료가 될 것이다. 인지 재활치료는 생각보다 가족들이 함께 할 수 있는 부분이 많다. 오히려 가족이 함께 한다면 더 효과적으로 할 수 있다. 환자의 취향과 환자의 성향을 가족만큼 잘 알기 어렵기 때문에 가족들이 따스한 마음으로 함께 치료에 협조한다면 좋은 효과를 볼 수 있을 것이다.

3) 치매 환자의 하루 일과

병원에서 시행한 인지재활 치료를 잘 배워서, 집에서도 비슷하게 실천한다면 환자의 치료 효과를 더욱 높일 수 있다. 보호자는 환자가 해야 할 일, 할 수 있는 일로 하루 계획을 세우도록 도와준다. 이러한 활동들이 질병이 진행된 이후에도 환자의 자존감과 품위를 유지시켜주는 데 도움이 된다. 목적이 있는 활동과 유용한 시간 활용을 통해 성취감을 느낀다면 배회와 불안증이 줄어들 수 있다. 환자의 기억을 돕기 위해 환자가 오랫동안 소유했던 물건, 앨범, 오래된 잡지 등을 쉽게 발견할 수 있는 장소에 놓아 둔다. 환자와 가족들이 함께 옛사진을 통해 공감하고 얘기를 나눌 수 있다면 함께 좋은 시간을 보내는 기회가 될 것이다. 계획을 세울 때는 환자가 좋아하는 활동, 근력, 신체 상태, 흥미를 고려하여 계획하며 환자가 할 수 있는 능력을 참고한다. 여러 활동을 시도해 보면서 환자가 행복해 보일 때, 불안해 보일 때, 산만해 보일 때를 기록하여 환자가 안정된 기분으로 임할 수 있는 활동을 선택한다. 어떤 환자는 스포츠 경기를 보며 즐길 수 도 있고 어떤 환자는 과도하게 흥분하여 오히려 안 좋은 영향을 미칠 수 있다. 새로운 집안일을 하기는 어려울 수도 있으므로 환자가 원래 할 수 있었던 활동 위주로 집안일을 조금씩하게 하는 것이 좋다. 쉽게 지치는지, 보거나 듣는 것에 장애가 있는지, 단순 활동조차 하기 어려운 단계인지에 따라 활동을 결정한다. 활동을 하면서 즐거워야 하고 스트레스가 없도록 한다. 원래했던 직업에 연관된 익숙한 일을 간단한 활동으로 반복할 수 있으면 더욱 좋다. 환자가 원래 좋아하던 행동(커피를 마시거나 신문 읽기 행동)이 있다면 병이 진행하여 이러한 행동을 온전히 이해하며 실행할 수 없을지라도 계속 지속하는 것이 좋다. 행동에 의한 치료 효과를 기대한다기 보다 행동을 하는 동안의 정서적 안정감을 취하고자 하는 것이다. 병이 진행할수록 처음에 시작했던 활동들을 조금 더 소극적으로 간단한 형태로 변화시켜야 한다. 새로운 활동을 익힐 때는 항상 한꺼번에 하지 않고 단계별로 훈련한다. 오랜 시간 반복을 통해 학습의 효과도 얻고 스트레스는 최소화 하는 의미이다. 환자가 얼마나 훌륭하게 활동을 완수 했는지는 중요하지 않으며 항상 필요한 일을 했다는 사실을 표현하고 격려해 준다. 환자가 지루해하거나 산만해지고 불안해 지면 쉬는 시간을 갖는 것이 좋다. 환자와 보호자가 집에서 같이 할 수 있는 활동을 다시 정리해 보면 다음과 같다. .

A) 청소, 빨래

먼지 떨기, 걸레질 하기, 유리창 닦기, 빨래개기

B) 식사준비

요리를 같이 할 때 대부분의 과정을 보호자가 하면서 간단한 한 가지 과정만 환자에게 부탁하여 성취감을 느끼고 도움을 주었다는 기분을 갖게 할 수 있다.

C) 위생관리

목욕하면서 환자는 세수하고 손 닦기 정도만 스스로 하도록 하게 할 수 있다. 목욕 후 옷을 입을 때 가장 간단한 옷 입기를 스스로 하도록 권유한다. 환자상태에 따라 더 복잡한 과정도 할 수 있을 것이다. 병의 진행 단계에 맞추어 요구한다.

D) 창의성 표현을 위한 활동

그림 그리기, 만들기, 글쓰기, 병전 다룰 수 있었던 악기를 연주하기, 악기로 연주하지 않아도 소리 내는 행동으로 리듬을 맞추는 것도 도움이 될 수 있다. 환자가 그림이나 음악, 대화로 스스로를 표현할 수 있도록 도와준다. 새로운 활동을 시도해볼 때 구체적으로 방향을 설정해 주는 것이 좋다. 예를 들어 친구에게 카드를 써보라고 얘기 하기 보다는 ~에게 생일을 축하하는 카드를 써보자 또는 ~에게 크리스마스 시

즌이니 성탄절 축하를 위해 카드를 보내보자 등 그 내용까지 구체적으로 제시하는 것이 좋을 수 있다. 환자가 해 놓은 활동을 우습게 여기거나 고쳐서 보기 좋게 만들지 않는다. 과정을 도와주어 함께 하는 것은 도움이 될 수 있으나 환자가 완성한 결과물은 고치지 말고 격려하고 인정해 주는 것이 더 도움이 된다.

E) 인지활동

치매 환자의 지적 활동은 병이 발현되기 전의 환자의 지적 수준과 병의 진행 상황을 고려하여 적절히 선정해야 한다. 독서를 위한 책을 고를 때 절대 기준은 없지만, 저자가 의사로서 환자에게 권하는 방향은 다음과 같다. 책읽기를 할 때 고등교육을 받은 초기 치매 환자의 경우 너무 두껍지 않은 소설책을 선정하는 것이 좋다. 흥미가 있고 이전 줄거리를 서로 얘기할 수 있는 너무 등장인물이 많지 않은 책이 좋을 것이다. 초등교육을 받은 초기 치매 환자에게는 초등학교 저학년 수준의 소설책이 적절하며 중기에서 말기로 갈수록 글자는 적고 그림은 많은 책이 도움이 될 것이다. 글자를 모르는 환자의 경우 색깔과 그림이 예쁜 아이들용 그림책이나 성인을 위한 그림책, 만화책 등이 도움이 된다. TV 드라마를 보는 것은 이전의 줄거리를 기억하고 있어야 이해하고 재미를 찾을 수 있는 활동이므로 상당한 교육적 효과가 있을 수 있다. 다만 TV를 환자 혼자 보고 이해하라고 하는 것은 아무 의미도 없고 지적 자극이 되지 않을 것이다. 보호자가 같이 보고 내용을 얘기하고 이전 내용을 다시 설명해주고, 이전 드라마 내용을 반복해서 보면서 내용을 숙지한 후 다음 회를 본다면 도움이 될 수 있겠다. 반드시 보호자와 상호 작용을 할 수 있어야 훈련의 효과가 있다. 병이 많이 진행한 이후에는 보호자가 그림책을 읽어 주는 정도로 만족해야 할 것이다. 낱말 퍼즐 맞추기 게임도 같이 하면 도움이 된다. 간단한 사칙연산을 연습하도록 시중에 나와 있는 초등학교 저학년 수준의 계산연습 책을 구입하여 매일 일정량을 반복하는 것도 나쁘지 않을 것이다. 저자가 만난 고등교육을 받은 50대의 경도 인지장애 환자의 경우 역사에 관심이 많아 한국사 자격증 시험 공부를 하면서 본인이 활력을 얻고 기억력도 매우 호전 되는 것을 경험하기도 하였다. 어떤 책, 어떤 내용이 도움이 된다기 보다 본인이 무엇을 관심 있어 하고 재미있어 하는 가를 평가하여 그것에 맞게 인지 활동을 디자인 하는 것이 중요하다.

F) 신체활동

규칙적인 산책과 가벼운 운동, 스트레칭은 시간을 정해서 일정하게 하는 것이 좋다. 과격한 운동 보다는 편안하게 운동할 수 있는 활동을 찾아본다. 어떤 운동 종목이 좋다 보다 환자에게 어떤 운동이 편안하고 재미를 주는가를 기준으로 정한다. 환자가 자꾸 손을 책상에 비비거나 발을 두드리는 등 목적없는 반복행동을 할 때, 손으로 다른 행동을 하도록 유도하거나 – 신문 찢기, 휴지 접기 등 – 발로 할 수 있는 운동, 춤, 음악에 박자 맞추기 등을 하도록 다른 행동으로 관심을 쏟게 한다. 이러한 병적 행동은 환자의 관심을 다른 곳으로 쏠리도록 함으로써 자연스럽게 줄이는 것이, 저지하는 것 보다 더 효과적으로 치료할 수 있다.

- 매일 30분 이상 스트레칭하기
- 매일 30분 이상 햇볕을 쪼이며 산책하기
- 매일 30분 이상 큰소리로 책이나 신문을 읽기
- 매일 일기나 글쓰기, 편지쓰기, 미술활동, 음악활동, 게임 활동, 옛날 사진, 추억 회상 활동 중 적어도 한 두가지로 뇌를 자극하는 활동하기
- 메모하는 습관으로 쉽게 잊는 활동을 자주 상기하기
- 긍정적이고 유쾌할 수 있도록 즐거운 시간 보내기

** 가정에서 치매 환자의 하루 활동의 예

오전, 오후, 저녁 시간으로 나누어 여러 활동을 예를 들어 제시 해보려 한다. 이 모든 활동을 전부 하는 것이 아니라 가능한 활동 1-2가지를 정하여 규칙적으로 실천 될 수 있도록 하루 또는 일주일 계획을 짜서 달력에 적어 놓는다. 하루종일 너무 바쁘게 꽉찬 스케줄이 아니라 휴식시간을 충분히 가지면서 실천 가능한 계획을 세운다. 병원에 가는 날이라면 원래의 계획에서 대부분을 빼고 병원에 가는 행동에만 집중한다. 병원에 가고 오는 것은 매우 큰 일이며 좋은 치료이기도 하기 때문이다. 주간 보호센터를 다닐 경우는 센터를 가지 않는 날 실천하면 좋을 것이다.

- 오전 – 양치질을 하고 옷을 갈아 입는다. 아침식사를 준비하고 먹은 후 커피나 차를 마시며 대화를 나누고 신문을 보며 의견을 나눈다. 사진을 보며 옛이야기를 나눌 수 있고 무언가를 그리거나 만드는 활동을 한 후 휴식을 갖는다. 그후 집안일을 하고 산책을 한다.

- 오후 – 점심을 같이 준비하고 우편물을 읽고 그릇을 씻는다. 음악을 듣고 낱말 퍼즐 맞추기를 하고 TV 시청을 한다. 화초 가꾸기를 하고 산책을 하고 친구를 방문하고 환자가 너무 피곤해 하면 짧은 낮잠을 30분이 넘지않게 잔다. 굳이 환자가 원하지 않으면 낮잠은 자지 않는 것이 더 좋다.
- 저녁 – 저녁식사를 준비하고 부엌을 치우고 후식을 먹으며 카드게임을 하거나 영화나 드라마를 보고 아는 친구들에게 메시지를 이메일 또는 휴대폰으로 보낸다. 편지를 써도 좋다. 목욕을 하고 잠잘 준비를 하고 간단한 책을 읽는다.

4) 치매 환자의 생활 수칙

① 일정하게 밤에 숙면을 취하도록 한다.

② 어지럽지 않게 규칙적인 식사를 일정하게 한다.

③ 나름대로 즐겁고 유쾌하게 지낸다.

④ 걷는것이 신체와 정신의 회복에 좋은 영향을 미칠 수 있다는 것을 믿고 실천한다. 혼자 걷는 것이 안전하지 않다면 보호자와 함께 걷는 시간을 일정하게 마련한다.

⑤ 자유롭게 과일, 야채, 물을 많이 마신다. 치매 환자가 먹지 않으려고 해도 환자가 좋아하는 음식물의 형태로 과일, 야채, 물을 공급할 수 있다. 고소한 현미를 볶아 물에 띄워 따스한 형태로 제공할 수도 있다. 생과일, 야채를 싫어한다면 잘게 다져서 요플레 같은 것에 함께 섞어 줄 수도 있을 것이다. 또는 야채를 다져서 식사시 눈에 띄지않게 음식과 섞어 조리할 수 있을 것이다. 억지로 하는 것이 아니라 환자가 좋아하고 편안해 하는 형태로 공급하는 것을 지속적으로 시도해 본다. 치매 환자도 기분이 좋아야 안정된 상태에서 치매 증세가 덜 심하게 나

타난다.

5) 치매 환자의 관리

A) 진행된 치매 환자의 관리

여기서 제시한 치매 환자의 하루 일과를 모두 실천하기는 일반 가정에서 쉽지 않다. 아무리 사랑과 정성을 다해도 일상적인 생활과 직업활동을 해야 하는 보호자들이 감당하기에는 너무 많은 시간과 에너지가 소요되는 것이 사실이다. 예전에는 치매 환자를 간호한다는 것이 집안에서 어느 보호자가 참고 견디면서 정성을 다하면 해결되는 것으로 많이 생각했었다. 그래서, 치매 어르신을 모시고 사는 사람들에게 효부 효자라 하고 격려하며 또 그것을 실천하지 못하는 보호자는 불효라고 생각하는 경향이 강했다. 가능하면 요양원에 가는 것을 피하는 것이 가장 사람다운 노후 생활이라고 여겼던 것 같다. 그러나, 치매 환자를 오랜 시간 진료하면서 저자는 이 질병에 대한 간호나 치료는 결코 일반인들이 24시간 정성을 다한다고 할 수 있는 영역이 아니라는 것을 알게되었다. 치매는 효심으로 정성으로만 극복되기에는 매우 복잡한, 전문적인 병적 현상을 내포하고 있다. 물론, 따스한 마음과 사랑이 있는 가족이 있는 치매 환자라면 누구보다도 축복받은 최상의 치료를 함께 받을 수 있을 것이다. 그렇지만, 치매 환자의 간호 과정은 효심과 사랑만으로 결코 실천될 수 없는 많은 에너지와 현실적인 제약이 동반되는 과정이며 거의 모든 경우에 말기로 가면 가족에게 고통을 주는 상황을 초래한다. 그래서, 의료진이 나서야 하고, 국가가 도움을 주어야 하고, 사회 시스템이 갖추어진 선진 복지 형태의 치매 관리프로그램이 필요한 것이다. 우리나라도 많이 발전하여 노인장기요양 보험, 치매환자 등급관리 등의 복지시스템이 만들어져 이전에 비해 치매 환자와 보호자에게 많은 도움을 주게 되어 참으로 다행스럽게 생각한다. 현재는 개인 요양원, 국가 운영 요양원, 치매 전문 병원, 치매 전문 요양원, 노인 장기요양보험 요양 보호사 관리 등이 치매 단계에 맞추어 다양하게 존재한다. 가정에서 관리되지 못하는 치매 환자를 이러한 기관으로 옮기는 것은 치매 환자를 포기하는 것이 아니라 더 좋은 치료를 받게하는 선택이다. 일부 환자들과 보호자들은 이런 기관에 환자를 옮기는 것이 큰 불행인 것으로 오해하는 경우가 많다. 실제로 집에서 환자를 모신다고 보호자가 결정할 경우, 가정에서 어떤 생활을 하는지 들여다 보면 하루종일 환자는 혼자 집에 있고 보호자는 직장에 다니느라 혹은 다른 활동을 하느라 환자의 식사도, 약도 제대로 챙기기 어려운 것을 많이 보았다. 식사와 약을 제대로 챙겨준다 해도 나머지 시간을 어떻게 보내느냐는 매우 어려운 일이다. 보호자의 정성이 부족해서가 아니다. 어떤 보호자라도 매일매일 환자와 같이 생활하며 하루종일 환자만 생각하고 환자의 활동에만 주된 관심을 두면서 앞에서 언급했던 이상적인 하루 일과를 실천한다는 것은 거의 불가능에 가깝다. 사람 혼자서 할 수 있는 에너지가 아니기 때문이다. 치매 전문 요양소나 요양 병원, 치매 전문 병원에서는 여러명의 의료진이 이러한 비슷한 고민을 가진 환자들을 단체로 관리하고 효율적으로 시간을 보내며 적절한 생활의 자극을 주어 적어도 낮에는 활동하고 밤에는 자는 생활의 리듬을 유지하게 해준다. 물론, 치매 환자에게 식사와 약물 투여도 정확히 지켜지며 규칙적인 생활이 보장된다. 가정에서 매일 제대로 실천하기 어려운 치매 환자를 위한 많은 치료 활동을 할 수 있다. 치매 환자는 특히 예민하기 때문에 환경이 바뀌는 것을 극도로 싫어할 것이다. 매번, 이러한 문제가 가정에서 전문 센터나 요양원, 요양병원으로 옮기는 데 가장 큰 장애가 된다. 아마도 이런 시점에서는 보호자가 억지로 환자를 전문센터에 옮기는 것이 해서는 안될 행동을 하는 죄책감과 환자의 뜻을 거스르는 것 같은 느낌 때문에 더욱 어려울 것이다. 가정에서 관리가 되지 않는 치매 환자를 전문 기관으로 옮기는 것을 역사책에 나오는 고려장처럼 인식하는 것은 곤란하다. 오히려 전문 기관에 치료를 받으러 가는 것은 가정에서 환자를 관리하는 것 보다 더 많은 비용이 들며 환자에게 더 좋은 환경을 제공하는 기회이다. 환자가 싫어할 때 어떤 방법으로 이러한 센터로 옮길 수 있을까? 우선 환자가 싫어하는 이유가 치매 질병으로 인한 이상 행동에 의한 거부 라면 주치의와 상의하여 약으로 거부 행동이나 공격적 이상 행동을 조절 한 후 시도할 수 있다. 환자의 상태가 가정에서 관리 되지 않을 정도로 심할 때는 환자가 동의 하지 않더라도 일단 환자를 옮기는 시도는 해 보아야 한다고 생각한다. 왜냐하면 집에서는 전혀 해결방법이 없지만 전문 센터에서는 여러가지 다양한 시도를 통해 환자에게 도움이 될 수 있는 방법을 찾을 수 있기 때문이다. 설사 그 모든 방법이 실패한다 하더라도 최선을 다한 과정은 남기 때문에 그 다음 치료나 예후에 참고할 수 있다. 이러한 요양 병원과 요양센터는 규모와 시설에 따라 비용이 다르다. 따라서, 각 가정에서 형편에 맞는 요양 병원이나 요양 센터를 여러 조건을 고려하여 결정하는 것이 좋다. 좋은 거주지를 선택하기 위해 여러 번 조사하고 방문하는 것처럼 특히 장기간 거주할 목적의 치료 장소를 고려한다면 보호자가 직접 여러 기관을 방문하고 조사하여 결정하는 것이 환자에게 가장 적절한 장소를 선택할 수 있는 최선일 것이다. 노인장기요양보험을 이용하여 국가 보조를 받고자 할 때는 장기 요양 인정 신청을 해야 하고 그 과정은 인터넷에서 노인장기요양보험(http://www.longtermcare.or.kr) 홈페이지에 접속하여 쉽게 알 수 있다. 우선 장기 요양 인정 신청을 하기 위해 국민건강보험 공단에 문의하여 절차를 상담 받은 후 의사의 소견서가 필요할 때는 필요한 서류를 가지고 환자와 함께 직접 병원에 내원하여 그 다음 단계를 진행한다. 장기 요양 신청을 한 후 국가에서 시행하는 여러 복지 혜택을 받거나 개인 부담금을 가지고 주간 보호 센터, 장기 요양원, 요양병원 시설을 이용하거나 요양 보호사의 방문 등을 받을 수 있다. 주간 보호센터가 환자의 치매 진행을 지연시켜주는 역할을 할 수 있다. 주간 보호센터는 아침에 학교에 가듯 등교하여 오후에 집에 오는 치매 환자 관리 프로그램으로 지역마다 있기도 하고 매일 다니기에는 조금 먼 지역에만 있는 경우도 있다. 또한 요양센터의 조건에 따라 계속 상주하다가 주말에는 환자가 외박이 가능한 시설도 있다. 보호자가 환자의 상태와 각 가정의 형편을 고려하여 조건을 알아보고 적절히 이용하면 도움이 될 것이다. 요양원은 요양병원에서 의학적 처치를 하여 안정된 환자가 집에서 지내기 어려울 경우 장기간 머무를 수 있는 주거 형태의 시설이다. 병원이 아니기 때문에 의사가 상주하지는 않지만, 간호사, 간호 보조인력이 있어 집에서 보다 낮에 활동하고 밤에 수면을 취하는 단체 활동을 하며 치매 치료 효과를 기대할 수 있다. 요양병원은 장기간 의학적 치료가 필요할 경우 장기간 입원의 형태로 운영되며 의사를 비롯한 의료 인력이 치료를 하기 때문에 치매에 대한 더 전문적인 직접적인 치료 목적의 활동을 할 수 있다. 요양병원이나 요양원에서 장기간 있는 것이 부담스럽다면 기관에 따라 주말 외출이나 외박이 가능한 경우도 많으니 사정을 고려하여 융통성 있게 선택하면 된다.

B) 초기 치매 환자 및 경도 인지장애 환자의 관리

진료실에서 보면 환자의 안전을 위협하는 이상행동을 할 정도로 진행된 단계는 아니고 조용하고 무기력한 치매 초기 증세의 환자들도 의외로 잘 생활하기 어려운 경우를 많이 보게 된다. 치매 전문센터를 이용하는 것은 진행된 치매 환자뿐 아니라 초기 치매 환자도 적절하게 이용할 수 있다. 낮 시간에 자지않고 사회활동을 하며 지내는 것은 치매 상태의 진행을 늦추어 주고 감정도 안정되게 도와 준다. 집에 혼자 하루 종일 있는 것은 치매 환자에게 어떤 도움도 되지 않는다. 초기 치매환자는 진행된 상태가 아니므로 치매 주간 보호센터에 가는 것을 부끄럽고 자존심 상하는 경험으로 생각할 수 있다. 현실적으로, 혼자 간단한 외출이 가능하고 의식주 독립 생활이 가능한 상태의 치매 초기인 경우, 앞으로 제시할 경도 인지 장애 환자의 낮 활동을 비슷하게 실천해 볼 수 있다. 다만, 실수가 자꾸 나타나고, 기능 상실이 뚜렷하여 다양하게 활동을 할 수 없는 상태라면 보호자가 동행하여 주 1–2회 운동, 에어로빅, 시장 보기 등을 함께 배우거나 실천하면 도움이 될 것이다. 경도 인지 장애 환자도 낮 시간을 잘 보내는 것이 중요한데, 치매로의 진행을 막기 위해 백화점 문화센터, 취미생활 배우기, 동호회 활동, 종교생활 등 너무 무리 되지 않은 수준으로 낮에 활동하는 생체리듬을 유지하도록 노력한다. 경도 인지장애가 아닌 정상 범주의 대부분의 어르신들도 낮에 사회생활을 규칙적으로 지속하기 권유한다. 낮에 시간을 어떻게 유쾌하게 보내느냐, 유쾌하지는 않더라도 어떻게 무료하지 않고 우울하지 않게 정신적, 신체적 움직임을 유지하느냐는 질병의 유무와 상관없이 모든 사람들의 노후생활에 가장 중요한 생활 수칙일 것이다. 장소를 옮겨 무언가 학습효과 있는 활동을 하기 어려운 경우 초기 치매 및 경도 인지장애 환자 모두에게 매일 일정량의 학습 효과를 볼 수 있는 교재가 있다면 도움이 될 것이다. 이런 학습 효과가 있는 자료들은 환자들의 병의 진행을 최대한 지연시키고 현재 남아있는 기능을 최대한 활용하도록 돕는 노력이다. 보건복지부와 중앙치매센터가 조선

일보와 함께 개발한 '두근두근 뇌운동'은 손쉽게 무료로 인터넷을 통해 배울 수 있어 매우 유용하다. 신문을 이용한 인지훈련법으로 중앙치매센터 홈페이지(www.nid.or.kr) 정보-자료실-영상물/간행물에 공개되어 있으니 집에서 이용하면 좋다. 홈페이지 회원가입을 하면 누구나 신문을 이용한 인지훈련을 하는 방법이 적힌 파일을 다운로드 받을 수 있다. 환자 혼자하기 어려울 수 있으니 보호자가 같이 해주고 습관이 되도록 반복하는 것이 중요하다. 여기에서 제시하고 있는 활동은 꽤 양이 많다. 그 중 몇 가지만이라도 익숙해질 때까지 반복하고 쉽게 습관이 된다면 그 학습 활동을 조금씩 넓힌다. 집에 배달되는 종이 신문이나 인터넷 신문을 이용하여 매일 매일 훈련할 수 있게 되어 있다. 신문을 통해 날짜, 날씨, 기사의 제목을 외우면서 시사문제에 대해서 보호자와 의견도 나누고 텔레비전 편성표를 보며 오늘 시청할 프로그램을 계획세우거나 시간을 계획하는 연습을 한다. 시중에 나와 있는 책으로는 '뇌선생의 건강 두뇌교실' 초급, 중급, 고급과정(허원 미디어, 나덕렬외 지음)이 있다. 이러한 교재를 구입하여 매일 일정량을 훈련한다면 분명 뇌에 긍정적인 영향을 미칠 것이다. 이러한 치매 치료용 인지훈련방법이 아니라도 저자는 환자의 흥미와 치매 정도에 따라 단순 계산력을 연습하는 초등학생용 계산 연습 교재를 사용하기도 하고, 재미있는 역사 만화책이나 역사책, 환자가 좋아하는 운동을 주제로 한 책, 노래 강습이나 악기 연습, 음악 감상 책 등을 추천하기도 한다. 이러한 인지 훈련 외에도 적절한 신체 운동은 뇌혈류량을 증가시켜 치매의 진행을 지연시킬 수 있다. 주 3회 이상 걷기, 근력운동, 스트레칭, 에어로빅, 아쿠아로빅, 수영, 구기 운동 등 자신에게 맞는 규칙적인 운동의 시간을 반드시 갖도록 한다.

C) 기타

- 치매 환자의 치과 진료가 필요한 경우

치매 환자도 고령의 나이에 흔히 일어나는 치과 질환이 당연히 자주 일어날 수 있다. 정상 어르신 환자도 치과 진료가 쉽지 않은데 치매 환자의 경우는 보호자에게 아마도 더욱 힘들고 어려운 일일 것이다. 가장 좋은 것은 구강 관리를 철저히 하여 충치 및 잇몸 질환이 심해지지 않도록 예방하는 것일 것이다. 보호자에게 쉽지 않은 일이겠지만, 매번 양치질 할 때 함께 점검하고 도와준다면 더 확실한 관리가 될 것이다. 정기적인 치과 진료를 통해 점검하는 것도 좋은 예방적인 노력이다. 치과 치료가 의사에게 잘 협조해야 진행되는 시술이기 때문에 개인 병원 치과에서 간단한 치료 및 관리는 하되 만약 환자가 오랜 시간 움직이지 못하는 것을 못 견디거나 치료 과정을 견디지 못하고 두려움으로 감정이 격앙된다면 국소 마취 이외의 마취가 가능한 대학병원의 치과에 문의하는 것이 좋다. 중앙치매센터의 치매상담 콜센터(1899-9988)의 상담을 통해 치과를 안내 받는 방법도 있다.

- 치매 환자의 운전에 대하여

치매 환자는 판단력과 순발력, 생각의 전환이 쉽게 안되는 증세를 보인다. 운전 중 순간적인 실수가 환자와 다른 사람의 생명에 위협을 줄 수 있어 운전은 절대하지 말아야 한다고 생각한다. 이 부분에 대해서는 환자의 자존감을 생각해서 타협할 수 있는 부분이 없다. 경도 인지장애 환자일 경우에 대해서는 상당히 조심스러운데, 정기적인 인지검사를 통해 객관적인 검사 결과로써 주치의가 판단해야 할 것 같다. 나이가 들수록 정상적인 노화과정만으로도 운전에 대해서는 점점 위험해질 수 있다. 운동과 생활의 계획을 통한 치매 예방을 실천해야 하는 나이라면 굳이 치매 때문이 아니라도 운전은 그만둘 수 있다고 생각한다. 중년 이상의 일반인들도 차를 타지않고 대중교통을 이용하는 것이 건강에 더 좋다고 홍보하기도 하는 이 시점에서 자동차의 운전을 나이가 듦에 따라 서서히 줄이고 그만 두는 것은 너무나 자연스러운 현상이다. 생각을 바꾼다면 그렇게 어려운 일도 아니다. 자동차 드라이브 하는 것을 좋아하시는 분이라면 보호자가 대신 운전을 하고 가끔 기분 전환을 위해 차를 타고 야외로 나가보는 것도 나쁘지 않을 것 같다.

- 치매 환자의 여행에 대하여

치매를 포함해서 주요 뇌질환으로 치료를 받고 계신 환자의 여행을 허락할 것인가는 매우 어려운 문제이며 고민스러운 주제이다. 저자는, 가족의 사랑으로 환자를 전폭적으로 지지해질 수 있고 여행 중에 일어날 수 있는 돌발 상황의 해결을 위한 번거로운 모든 과정을 함께 할 수 있는 환경의 환자라면 여행도 치료의 한 부분으로 함께 할 수 있다고 생각한다. 다만, 치매 환자는 환경의 변화에 민감하고 새로운 잠자리에 적응하는 것이 일반인보다는 매우 어렵다는 것을 알아야 한다. 여행을 계획할 때 비행기를 타고 갈 정도의 먼 거리는 피하는 것이 좋다. 가는 과정이 복잡하지 않고 1시간 이내로 이동할 수 있는 거리라면 좋을 것 같다. 여행의 기간도 3일 이내로 짧은 여행이 더 현실적일 것이다. 사실, 어느 장소로 여행 가느냐 보다는 환자와 가족이 함께 시간을 보낸다는 것이 환자에게는 더 의미 있고 중요하기 때문이다. 나이가 들수록 오랜시간 이동은 치매뿐 아니라 모든 질병에 좋지 않은 영향을 미친다. 만약, 여행 중 소화장애, 멀미, 수면 부족, 두통, 어지러움 등의 문제가 생겼다면 고령의 나이에 한번 문제를 일으킨 상태에서 원래의 안정적인 상태로 돌아오기에는 너무 많은 시간과 에너지가 소요

된다. 신체적인 컨디션 저하는 불안, 망상, 배회, 대소변 실수 등 치매 상태를 악화시킬 수 있다. 따라서, 환자의 상태에 따라 여행의 거리와 종류를 결정해야 하며 돌발 사태에 대해 대처할 수 있는 병원의 여부도 염두에 두고 움직이는 것이 좋다. 그러나, 이 모든 번거로움과 위험에도 불구하고 저자는 여행을 전적으로 반대하는 입장은 아니다. 자녀들과 사랑하는 가족이 함께 하는 추억이 될 수 있는 여행이 환자에게 유쾌하고 편안한 기분 전환이 되어 늘 무료하고 우울한 생활에 활력을 줄 수 있는 부분을 분명히 가지고 있기 때문이다. 낯선 장소에서 길을 잃지 않도록 주소, 이름을 적어 환자의 몸에 부착하고 환자가 불안하거나 스트레스를 받지 않도록 하는 가족들의 세심한 배려도 매우 중요할 것이다. 환자의 상태에 따라 주치의와 상의 후 여행을 결정하면 좋겠다.

- 치매 환자의 보호자를 위한 치매 가족 돌봄 가족교실

이 책에서 치매에 대해 최대한 많은 정보를 드리기 위해 여러 내용을 실었지만, 치매 환자를 돌보는 과정은 이 책에 적힌 내용 이외의 변수와 환경이 더 많을 것이다. 치매 환자 가족을 위한 보건복지부와 중앙치매 센터에서 마련한 '헤아림'이란 치매 가족 교육프로그램이 있다. 교육은 교재와 부록을 중심으로 총 8회에 거쳐 16시간 동안 진행된다. 프로그램이 끝난 이후에도 치매 가족들끼리의 모임으로 서로 고민을 나누고 소통하면서 희망과 용기를 가질 수 있는 기회도 있으니 중앙치매센터 치매상담 콜센터(1899-9988)를 통해 자세히 안내 받기를 권유한다. 전국의 광역 치매 센터 및 보건소, 치매 상담센터를 중심으로 '헤아림' 교실에 참여할 수 있다. 정부의 치매 관련 사업과 복지 혜택은 해마다 달라질 수 있기 때문에 중앙치매센터 치매상담 콜센터를 이용 후 안내를 받는 것이 좋다.

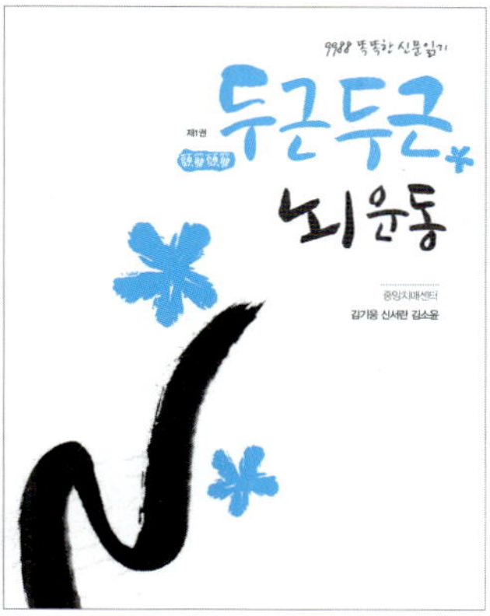

영역	훈련법	훈련시간	월	화	수	목	금	토
하루 열기	01 날짜 계산기	3~6분	●	●	●	●	●	●
	02 날씨 따라 삼천리	6~8분	●	●	●	●	●	●
세상 읽기	03 제목 외우기	6~8분	●				●	
	04 얼굴 삼행시	2~4분		●		●		
	05 바꿔 쓰기	6~10분	●		●		●	
	06 퍼즐 스크랩	10~12분	●		●		●	
쉬어 가기	07 바꿔 부르기	5~8분		●		●		
	08 힘줘 읽기	2~4분			●			●
	09 운세 풀어 읽기	2분	●				●	
	10 초성 이어가기	3~5분			●			●
	11 오늘, 뭘 볼까	6~8분		●		●		●
추억 담기	12 그때를 기억하시나요	6~10분		●		●		●
			6문항	6문항	6문항	6문항	6문항	6문항
			33~10분	28~44분	30~45분	28~44분	33~46분	26~41분

좌: 표지 / 우: 〈두근두근 뇌운동〉 훈련계획표

출처; 중앙치매센터 홈페이지

6) 치매 환자의 이상 행동에 대한 보호자의 적절한 대처 방법

A) 의심하는 행동을 할 경우

기억력 상실과 혼동은 새롭고 특이한 생각을 갖게 하는데, 자기 주변의 사람들이 절도, 불륜, 기타 부적절한 행위를 했다고 추궁하는 경우가 생긴다. 이럴 때는 공격적으로 반응하지 말고, 논리적인 설명을 통해 이해시키는 것 보다 간단하게 대답하고 환자의 감정을 상하지 않도록 다른 것으로 관심을 돌린다. 없어졌다고 하는 물건을 하나씩 더 마련하는 것도 환자를 덜 자극할 수 있다. 환자가 자꾸 물건이 없어졌다고 고집을 피울 때 "찾는것을 도와 드리겠습니다."하며 보호자가 같이 찾으면서 믿음을 주어 기분을 맞추어 주고 서서히 관심을 다른 곳으로 돌린다.

B) 반복적인 행동을 할 경우

치매 환자는 같은 말이나 행동을 반복할 수 있는데, 대부분 자신이 확신을 가지기 위해, 익숙해지고 안심하기 위해 하는 행동인 경우가 많다. 계속 손을 씻거나 박수를 치거나 발을 비비는 무의미한 행동을 반복하기도 한다. 이런 증세들은 모두 치매라는 병적인 현상에 의한 증세로 이해해야 한다. 이런 반복적인 행동을 할 경우 그 행동을 하는 신체부위를 움직이는 활동으로 적절히 유도한다. 예를 들어 자꾸 박수를 치는 행동을 할 경우 손을 사용하여 신문을 길게 찢는 활동을 하도록 유도할 수 있고 발을 비비는 행동을 할 경우 발을 이용한 무용이나 춤 동작을 따라 하도록 유도할 수 있다. 같은 말을 반복할 경우 환자의 질문을 무시하는 것 보다는 간단히 답을 해주고 다른 흥미로운 활동으로 유도하여 그 질문에 집중하지 않도록 유도할 수 있다. 억지로 환자에게 그 행동을 못하도록 제재를 가하는 것은 효과도 없고 감정을 상할 수 있기 때문에 최대한 부드럽고 자연스럽게 다른 활동으로 유도하는 것이 좋다.

C) 불안해하거나 흥분할 경우

치매 환자는 불안하게 한 장소에 머물지 못하고 자꾸 왔다 갔다 하거나 어떤 구체적인 장소나 사물, 인물에 대해 집착하여 과도하게 화를 내고 흥분을 하기도 한다. 특정한 사람에게만 유독 집착하여 지속적으로 전화를 걸거나 그 사람만을 찾는 현상도 보일 수 있다. 많은 보호자들이 이런 행동을 매우 의미 있게 받아들여 한편으로는 죄책감을 한편으로는 원망을 하는 모습을 자주 보인다. 과거에 지나간 수많은 일들과 감정으로 환자의 뇌 속에 여러 종류의 기억이 존재할 것이다. 그 동안 이성적으로 억누르고 조절했던 많은 감정이 치매로 인해 이성의 조절 능력이 떨어지다 보니 적나라하게 드러나는 본능적인 마음일 수 있다. 그러나, 이 모든 이상 행동들이 그런 심오한 의미를 가지고 있기 보다는 판단력이 떨어진 치매라는 병적 환경속에서 마구 뒤엉킨 기억들이 착각과 혼란을 일으켜 잘못된 행동을 유발한다고 보는 것이 더 합당하다. 보호자들은 환자가 이런 행동을 했을 때 감정적으로 대처하기 보다 환자의 과도한 집착을 분산시키기 위해 다른 활동으로 관심을 유도하는 것이 좋다. 환자의 마음에 공감해 주고, 지속적으로 안심시켜 주며 환자의 감정이 격앙되는 주변 환경이나 인물은 잠시 피하는 것도 한 방법이다.

D) 주변 환경이나 사람을 혼동할 경우

익숙했던 가족이나 친한 사람을 못 알아보고 집을 찾지 못해 헤매거나 물건을 틀리게 인지할 때, 예를 들어 펜이나 포크 등의 쓰임새를 잊어 이상하게 사용할 때가 있을 것이다. 앞의 경우와 마찬가지로 환자를 무안하게 하거나 틀렸다는 것을 강하게 말하는 대신, 침착하게 간단한 설명으로 바르게 설명해주는 것이 좋다. 어조는 강하지 않게 부드럽게 하면서, 제안을 통해 환자의 말과 행동을 교정하는 것이 좋다. 사람을 못 알아볼 경우, 사진이나 추억을 떠올릴 수 있는 다른 것들을 보여주어 기억을 상기시키되 성공하지 못할지라도 제안만 할 뿐 억지로 인정하도록 강요하지 않는다.

E) 식사를 거부할 경우

당장이 힘들다면 시간 간격을 두고 “식사하세요”라고 다시 권하거나 식사의 형태가 아니라 좀 간단한 음료 및 간식 형태로 대체를 하여 기본적인 영양소와 칼로리가 보충 되도록 한다.

F) 목욕을 안 하려고 할 경우

시간이 조금 지난 후에 감정이 편안해진 상태에서 다시 한번 더 권하거나 “머리 감으면 시원한데 냄새 좋은 샴푸로 깨끗하게 해봐요”등의 표현으로 다른 언어를 사용하여 목욕탕으로 유도한다. 목욕탕에 환자가 좋아하는 물건을 놓아 두고 유도하거나 탕 안에 들어가서 옷을 벗고 천천히 씻는 방법을 시도해 본다. 옷 벗는 것을 싫어해서 들어가지 않으려고 할 수도 있으니 가벼운 옷차림으로 그냥 씻으면서 동시에 빨래를 하는 것도 한 방법이 될 수 있다.

G) 옷 갈아입기 거부할 때

너무 춥거나 온도 차이가 심하면 환자가 놀랠 수 있으므로 따뜻한 방에서 천천히 옷을 갈아 입히도록 한다. 옷을 갈아 입는 것은 몸에 큰 변화를 초래하는 일이기도 하므로 한번에 위 아래를 모두 갈아 입히지 않고 위 또는 아래 한 부분씩 시간 차이를 두고 옷을 갈아 입히는 방법도 가능하다. "이 옷이 더 어울리고 따뜻하다, 시원하다"등 단어는 항상 긍정적이고 밝은 단어를 써 기분 좋은 대화가 되도록 한다.

H) 대변을 먹거나 비위생적인 행동을 할 때

야단을 치고 호들갑스러운 행동을 하기 보다 조용히 대변을 치우고 과자나 음료 등 다른 먹을 것을 주는 행위로 관심을 전환시킨다.

I) 남의 물건을 훔칠 때

주인의 양해를 구하고 잠깐 환자분이 가지고 있게 하다가 환자의 관심을 다른 곳으로 이동 한 후 환자 모르게 주인에게 돌려준다.

J) 배회할 경우

하루 일과 중 주기적으로 외출하여 산책하는 시간을 갖는 것이 좋다. 실내에서 할 수 있고 환자가 집중할 수 있는 활동을 제안하여 보호자와 함께 같이 실행한다. 환자가 간단히 실내에서 할 수 있는 활동에는 신문이나 종이를 찢거나 오리는 행동, 책을 쌓거나 놀이용 블록을 만들고 쌓는 행동, 나물 다듬기, 빨래 개기 등이 가능하다. 환자가 무언가에 집중해야 이상행동을 줄일 수 있다. 혼자 배회하다가 길을 잃어버릴 경우를 대비하여 환자에게 주소, 보호자 전화번호가 쓰여진 목걸이 또는 팔찌를 착용하도록 한다. 이웃과 환자가 자주 가는 장소에 미리 환자의 상태를 알리고 부탁하는 것도 환자의 안전에 도움이 될 수 있다.

K) 성적인 행동을 할 경우

다른 이상행동 보다 성적인 행동은 보호자를 더욱 힘들게 한다. 배우자에게 과도한 성관계를 요구하거나 간병인에게, 주간 보호센터의 자원봉사자들에게 부적절한 성적인 행동을 하는 경우가 드물지 않다. 그럴 경우, 환자에게 수치심을 주는 언어나 행동을 삼가며 환자를 다른 장소와 다른 사람이 있는 공간으로 옮겨 관심을 다른 것으로 유도한다. 성적인 행동은 보호자의 노력으로 잘 해결이 되지 않는 경우가 많아 주치의와 상담후 약물 조절을 하는 것이 필요할 때가 많다.

L) 공격적인 행동을 할 경우

환자가 공격적으로 소리를 지르거나 욕을 하면서 육체적인 폭력을 가할 때도 있을 것이다. 이런 행동이 갑자기 이유 없이 나타나기도 하고 불안한 상황에서 환경이 바뀌었을 때 나타나기도 한다. 감정이 격앙된 것은 일단 가라앉히는 것이 좋기 때문에 보호자들은 화내지 말고, 소음을 없애고, 조용한 분위기가 되도록 한다. 이 경우는 어떤 활동으로 교정되기가 쉽지 않고, 환자와 보호자에게 위험을 초래할 수 있기 때문에 주치의와 상의하여 약물 투여로 진정시키는 것이 좋을 때도 있다.

M) 환자가 무례한 행동을 하거나 남들이 어떻게 볼지 전혀 신경쓰지 않고 자기가 하고 싶은 대로 하고 화를 내는 등 이상하게 행동을 할 경우

특히 치매가 많이 진행하지 않은 상태에서 전두측두엽 환자의 초기에 이러한 성격변화가 보이는 경우가 있어 쉽게 주위 사람들에게 오해를 살 수 있다. 물론, 알쯔하이머병에서도 성격 변화가 보이기도 하기 때문에 치매의 종류에 상관없이 이러한 증세에 대해서 다음과 같이 대처하면 좋을 것 같다. 이런 증세는 치매의 증세이기도 하지만, 환자가 무언가 불편해서 보이는 반응일 수 도 있으므로 원인이 무엇인지 살펴보려는 노력을 하고 공감해 주며 환자가 병적인 상태라는 것을 이해해야 한다. 이전의 이성적인 모습을 강요하고 자꾸 추구하기 보다는 환자의 자존감을 최대한 건드리지 않으며 환자의 감정을 자극하지 않는 방향으로 부드럽게 상황을 설명하고 끝까지 동의를 받을 수 없을 때는 보호자가 이러한 상황에 가능하면 노출이 되지 않도록 유도하는 방법이 최선이다. 정도가 심할 때는 담당의사와 상담을 통해 적절한 약물 복용을 함으로써 도움을 받을 수 있다.

N) 환청, 환시를 느끼고 무서워하거나 잘못된 믿음을 계속 가지는 경우

실제로 존재하지 않는 상황을 표현하고 오해하는 경우에 보호자가 그것을 같이 동조해주기는 힘들 것이다. 그러나, 이러한 느낌을 모두 부정하고 틀렸다고 강요만 한다면 환자는 더욱 격앙될 수 있기 때문에 그런 것들이 어떤 모습인지, 무슨 소리인지, 무엇이라고 얘기하는지, 누구인지 구체적으로 물어보며 환자의 느낌을 들어주고, 환자의 불안감을 안정시켜 준다. 물론, 현실적으로 일어날 수 없는 상황임을 부드러운 말로 설명해 주는 과정도 필요할 것이다. 환자가 현실을 인식하도록 노력을 해도 인식을 하지 못한다면 관심을 서서히 다른 곳으로 유도하고 장소를 옮기는 것도 한 방법이다. 환청, 환시는 약물 조절을 통해 많은 도움을 받을 수 있다. 주치의의 의견에 따라 약물 조절을 시도해 본다.

O) 환자가 약을 제대로 복용하지 못하고 틀리게 복용하며 진료 예약 시간에 비해 약이 모자라거나 남는 경우

사실, 치매 환자뿐 아니라 다른 질병의 어르신 환자들에게도 드물지 않게 보는 현상이다. 하물며, 치매 환자는 기억을 못하는 증세가 병의 증세이기 때문에 투약 방법과 투약 사실에 대해 기억을 제대로 못하여 틀리게 복용하는 것은 너무나 당연하다. 쉽게 말하면 그 증세 때문에 약을 복용하는 것이므로 치매 환자에게 약물을 주고 스스로 챙겨 복용하라고 하는 것은 앞뒤가 맞지 않는 얘기이다. 적어도 치매 환자는 보호자가 약물을 챙기고 약물이 입 안으로 들어가는 것을 눈으로 확인해야 한다. 약을 제대로 복용해도 치매의 특성상 진행하고 악화되기가 쉽다. 그래도 노력해서 열매를 얻을 수 있는 부분이 약물 복용이다. 이 부분만큼은 보호자의 철저한 관리가 필요하다. 하루 3회 복용하는 약물을 식후 30분을 기다릴 수 없을 때, 기다리다가 잊어서 복용을 하지 못하는 경우가 빈번하게 일어나므로 저자는 환자 보호자에게 기다리지 말고 그냥 복용하라고 안내하기도 한다. 식후 즉시 복용하는 것이 약의 흡수를 저하시킬 수 있을지는 모르나 아예 잊어서 못 먹는 것 보다는 나을 수 있는 현실적인 대안을 제시하는 것이다. 보호자가 직장을 다니는 경우 점심을 챙기지 못하거나, 환자가 아침에 너무 늦게 일어나 아침밥을 먹지 못할 경우 등 약물을 정해진 용량과 방법대로 복용할 수 없는 다양한 경우가 생긴다. 이렇게 정해진 용량과 용법을 지킬 수 없을 때 주치의와 상담후 약에 따라 하루 2회 또는 1회로 줄일 수도 있다.

보호자의 사정에 맞게 보호자가 챙겨줄 수 있도록 아침 또는 늦은 저녁 잠자리 전으로 맞추기도 한다. 그러나 모든 약물을 이렇게 할 수는 없고, 약의 작용시간, 기전, 처방 이유에 따라 주치의가 환자에게 맞추어 줄 수 있는 경우가 있다는 것이다. 약물 복용은 중요하므로 주치의와 상담 후 환자에게 도움이 되는 현실적인 투여 방법을 정해 보자.

P) 필요하지 않는 물건을 훔치거나 자꾸 모으고 쌓아 놓는 경우

치매 환자는 어떤 망상에 사로 잡히게 되면 자꾸 같은 행동을 반복하고 잘못된 습관을 가질 수 있다. 이런 경우, 무조건 환자를 나무라거나 윽박지르고 강압적으로 제재 한다면 환자는 더 화를 내고 욕을 할 수도 있을 것이다. 만약 매우 중요한 물건이고 남에게 피해를 줄 수 있는 행동이라면 그런 물건들이 환자의 눈에 띄지 않도록 미리 예방 차원에서 치우는 것이 좋다. 종종, 환자가 쓰레기 같은 물건을 주워오고 쌓아 두어 집안을 더럽게 만들기도 한다. 환자가 바깥 외출을 할 때 그런 물건들이 가능하면 눈에 띄지 않는 길을 선택하거나, 왜 이런 물건들을 모으는지 환자와 대화를 해보아 그 이유가 구체적으로 있다면 그것을 해결 할 수 있는 다른 행동으로 유도하는 것도 좋은 방법이다. 이 또한 약물로 조절되는 경우도 있으므로 주치의와 상의하도록 한다. 환자의 위생과 위험에 영향을 줄 수 있는 경우라면 적극적으로 그러한 이상행동을 줄이는 방법을 찾아야 하지만, 그런 경우가 아니라면 그냥 두고 보는 것도 한 방법일 수 있다. 치매로 인한 모든 증세를 깨끗하게 없는 상태로 만들 수는 없기 때문이다.

중앙치매센터에서는 환자의 여러가지 상황에 대해 어떻게 대해야 하는지 환자 보호자를 위한 대처 방법을 홈페이지에 소개하고 있다. 중앙치매센터 홈페이지(www.nid.or.kr) – 정보 – 자료실 → 마음 읽어주기

동영상을 참고해도 좋을 것 같다.

7) 치매 환자의 사회적 서비스 이용 (p. 203 참조)

A) 노인 장기 요양 보험

국민건강보험공단에서는 고령이나 노인성 질병으로 다른 사람의 도움 없이는 일상생활이 어려운 어르신들을 위해 신체활동을 돕고 치매환자 돌봄을 위한 서비스를 제공하고 있다.

문의전화: 국민건강보험공단 1577-1000, 중앙치매센터상담 콜센터 1899-9988, 보건복지부 콜센터 129

인터넷: 국민건강보험공단 노인장기요양보험(www.longtermcare.or.kr), 복지로(http://www.bokjiro.go.kr)

B) 치매 치료 관리비 지원사업

치매 환자의 약제비 및 진료비를 지원해 주는 서비스가 있다.

문의전화: 보건소, 중앙치매센터상담 1899-9988, 보건복지부 콜센터 129

인터넷: 복지로(http://www.bokjiro.go.kr)

C) 치매 가족 휴가제

치매 환자가 단기 보호시설을 이용하도록 지원하여 간병으로 지친 가족들에게 휴식을 주는 서비스이다.

문의전화: 중앙치매센터상담 콜센터 1899-9988, 보건복지부 콜센터 129

인터넷: 국민건강보험공단 노인장기요양보험(www.longtermcare.or.kr)

D) 노인 돌봄 종합 서비스

혼자 힘으로 일상생활이 어려운 노인환자를 위해 가사, 간병등 돌봄서비스를 제공하는 정부의 지원이 있다(방문/주간보호/단기가사).

문의전화: 주민센터(동사무소), 중앙치매센터상담 콜센터 1899-9988, 보건복지부 콜센터 129

인터넷: 복지로(http://www.bokjiro.go.kr)

3. 파킨슨병의 치료

파킨슨병을 치료할 때 약물치료, 운동치료, 긍정적인 마음 자세는 항상 같이 움직여야 한다. 파킨슨병 약물이 파킨슨병을 완치시킬 수는 없으나 복용하지 않는 것보다는 환자의 삶을 훨씬 더 편안하게 만든다. 약물은 의사의 처방에 따르지만, 약보다 더 중요한 것은 운동과 스트레칭, 규칙적인 생활, 긍정적인 마음 등 환자 자신의 의지와 노력이다. 몸을 늘 움직이고, 파킨슨병에 대해 공부하고, 약물에 대해 의사의 의견을 따른다. 민간요법을 쉽게 믿어 과학적으로 증명되지 않은 치료법에 몰두하기 보다는 생활의 리듬을 유지하고 적절한 운동을 하는 자신의 의지와 실천이 더 중요하다.

1) 약물치료

약물치료는 신경과 전문의가 의학적 판단에 따라 각 환자에게 맞는 최선의 약물의 용량과 종류를 맞추어 진행하게 된다. 철저하게 의학적인 영역이다. 파킨슨병을 진단 받고 약을 처음 시작할 때 의사는 환자에게 적정량을 맞추기 위하여 조금씩 용량을 올리거나 불편함을 지켜보기 위해 자주 내원하기를 권유한다. 파킨슨병 초기에는 약이 몸에 온전히 맞을 때까지는 번거롭더라도 의사의 진료를 자주 받는 것이 좋으며 일단 약이 몸에 잘 맞게 되면 장기 처방이 가능하다. 파킨슨병이 진행하면서 증세가 심해지기 때문에 기존의 약을 증량해야 할 순간이 있는데 이때에도 자주 방문하여 새로운 용량과 새로운 추가 약물에 적응하도록 해야 한다. 파킨슨병 환자가 증세가 악화되어 몸이 많이 힘들어졌다면 병원을 자주 방문하거나 입원하여 의료진의 집중적인 진료를 받는 것이 문제 해결의 가장 빠른 길이다. 번거롭고 몸이 힘들 더라도 증세가 나빠졌을 때는 오히려 병원 방문을 자주 하려는 마음을 가져야 한다. 만약, 신체상태 및 여러 여건상 병원을 자주 방문하여 외래 진료를 보기가 어렵다면 입원을 해서 집중적으로 약물을 조절하는 것이 가장 빨리 몸을 편안하게 하는 방법이다. 파킨슨병 환자가 오랜 기간 약을 복용하다 보면 약의 이름과 모양, 먹는 방법을 거의 외우게 되고 어떤 경우에는 의사 모르게 마음대로 약을 조정해 복용하기도 한다. 환자가 자신이 복용하는 약의 이름을 정확히 알고 복용하는 것은 매우 모범적인 태도이지만 용량 만큼은 환자 자의가 아니라 의사의 처방을 그대로 따라야 한다. 지금 힘들다고 마음대로 복용하면 의사가 약물치료를 도와줄 수 없다. 다음 진료 시간에 의사에게 환자의 불편함을 상의하고 약을 조정 받아야 하며 만약, 다음 진료시간까지 기다릴 수 없을 정도로 힘들다면 바로 당일이나 2-3일 안으로 의사의 진료를 볼 수 있는 접수과정을 문의하여 의사를 만나야 한다. 몇몇 파킨슨병 환자들이 힘들 때 본인의 뜻대로 약을 과량복용하여 응급실로 실려 오는 경우를 드물지 않게 본다. 이러한 환자들을 보면 정말 위험해 보이고 답답하다. 오랜 투병생활로, 복용중인 약에 매우 익숙하게 되고 자신의 몸 컨디션을 직접 느끼기 때문에 자신이 알아서 약을 복용하려고 하기도 한다. 이렇게 하는 것이 편리한 순간도 있겠지만, 약 복용은 작용시간, 작용기전, 부작용을 예상하여 복용시간과 횟수를 정해야 하는데 이것을 알 수 없는 환자가 마음대로 약을 복용하게 되면 위험한 상태가 될 수 있다. 환자가 약물 복용할 때 본인 만의 가장 적절한 방법으로 약을 복용하고 싶으면 먼저 의사에게 상의하길 바란다. 파킨슨병 약을 갑자기 안 먹거나 자의로 용량을 늘리거나 줄이면 매우 위험할 수 있기 때문이다. 파킨슨병 주치의라면 의학적 지식 안에서 허용할 수 있는 단계까지는 환자의 의견에 맞추어 처방할 것이다. 이럴 경우 약 용량을 줄이거나 늘리게 되는

데 이는 환자의 증세가 불편하기 때문에 해결을 하기 위한 약물 변경이다. 파킨슨병 약은 매우 예민하여 용량을 늘리고 줄이는 것은 면밀한 관찰이 필요하다. 그래서 이런 약물 변경기간에는 병원을 방문하길 권유하는데 일부 환자분들은 이런 과정은 싫고 증세는 좋아졌으면 좋겠고 하는 양면적인 마음 상태를 갖는다. 하지만, 번거로운 과정 없이는 파킨슨병 약물 조절로 만족을 얻기 어렵다. 또, 환자의 상태를 좋게 하기 위해 약물을 변경 했는데 기대만큼 좋아지지는 않고 오히려 더 불편해 지는 경우도 생긴다. 이론과 환자 몸의 반응은 정확히 일치하지 않기 때문에 일어나는 현상인데, 그럴지라도 환자 상태를 호전시키기 위한 의사의 약물조절 시도를 포기해서는 안된다. 환자는 당장 자주 병원을 가야하는 불편함과 빨리 만족이 안되는 다급함만으로 약물의 변경을 후회하기도 한다. 그러나 처음시도 부터 깨끗하게 만족하기는 어려우며 몇번의 시도를 통해 가장 적절한 약물과 용량을 찾을 수 있을 것이다. 주치의를 믿고 약물 조절의 기회를 충분히 가져야 불편한 증세에 대한 해결을 기대해 볼 수 있다. 병원 방문이 어렵다면 주치의와 상의하여 약을 맞추기 위해 1–2주 입원하는 것도 좋다. 파킨슨병 약은 부작용이 드물지 않은데, 환자들은 부작용 애기를 하면 약 복용하길 많이 주저한다. 그러나, 모든 약물이 그렇듯 부작용이 생길 확률 보다는 부작용 없이 효과가 좋을 확률이 훨씬 크다. 옛말에 구더기 무서워 장을 못 담글 수는 없다고 했듯이 부작용 무서워 효과를 포기하는 일은 없길 바란다. 파킨슨병 약을 복용하지 않으면 매우 고통스러워지므로 약은 반드시 복용하는 것이 좋고 혹시 부작용이 있더라도 조절할 수 있으니 의사의 판단에 맡기고 약물을 제대로 복용해 보자.

파킨슨병 환자는 도파민이 부족하므로 도파민을 보충해주는 것이 약물치료의 핵심 기전이다. 도파민의 전구물질인 레보도파라는 약을 넣어주거나, 도파민처럼 신호를 보낼 수 있는 도파민 효현제를 복용하거나 도파민의 작용을 도와줄 수 있는 아만타딘, 도파민 분해효소 억제제 등을 복용한다. 지속적으로 파킨슨병 신약이 나오고 있지만, 모든 약을 여기에 소개 할 수는 없을 것이다. 여기에서는, 이제까지 출시된 약물 중 흔히 사용되는 몇 가지 기본적인 약물을 소개하려고 한다.

A) 운동증세의 치료

레보도파는 가장 기본적인 파킨슨병 약물이다. 부족한 도파민을 보충하며 느린 행동과 근육 강직을 호전시키는데 가장 탁월한 효과를 갖는다. 시네메트, 퍼킨, 마도파 등의 상품명으로 출시되어 있다. 도파민 효현제는 도파민과 비슷한 작용을 하지만 직접 도파민으로 변하여 작용하는 레보도파 보다 약물 효과가 약하지만 작용시간이 길고 레보도파 약물로 효과를 보지 못한 증세를 호전시킬 수 있다. 아만타딘은 도파민의 분비를 촉진하거나 재흡수를 차단하며 다른 부가 작용과 더불어 파킨슨병 환자에게 도움을 준다. 도파민 분해 효소 억제제는 도파민의 작용시간을 최대한 길게 유지하게 함으로써 몸 안에서 오래 도파민이 작용하도록 도와 준다. 삼키기 힘든 환자나 수술 전후 금식 상태에서 파킨슨병 약물이 필요한 경우 패치 형태의 약물을 피부에 부착하여 파킨슨병 증세가 호전되도록 사용할 수 있는 상품도 출시되어 있다(그림 27). 그러나, 현재는 아쉽게도 붙이는 패치 형태의 파킨슨병 약물은 우리 나라에서 여러 사정상 복용할 수 없는 형편이 되었다. 다시 약품이 허가가 되고 새 제품으로 대체가 되는 과정을 기다려야 할 것이다. 이 외에도 더 전문적인 분류에 의해 파킨슨병 신약이 계속 개발 중이나 무조건 신약이라고 더 좋은 약은 아니다. 주치의와 상의하여 가장 적절한 약물을 선택해서 자신의 몸에 맞추는 것이 중요하다. 약물의 회사가 다르다면 이름과 색깔은 달라질 수 있다. 파킨슨병 환자가 현재 복

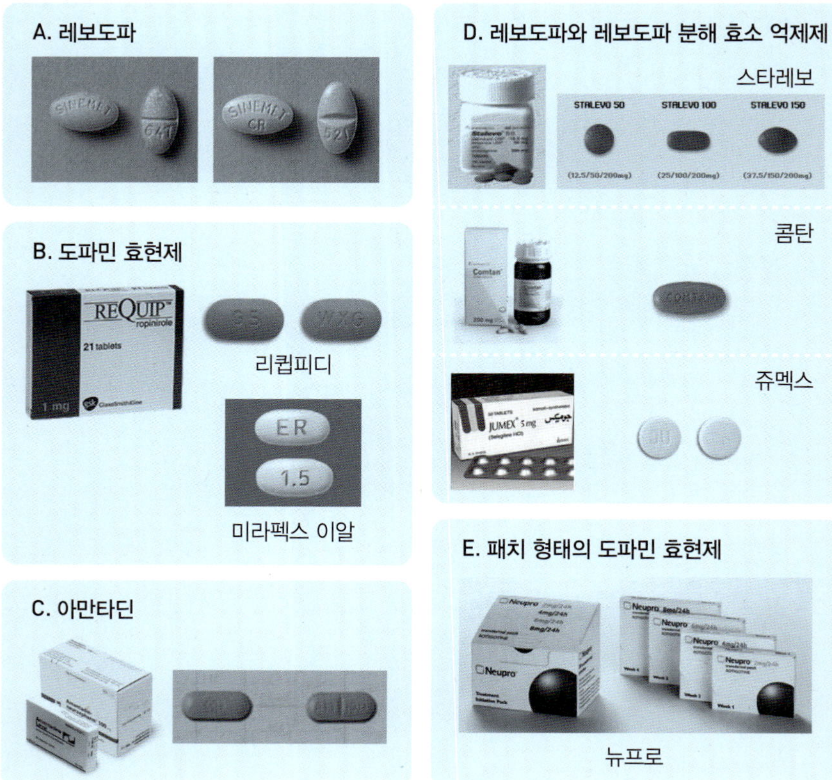

그림 27 **파킨슨병 약물**

용하는 약물과 이 책의 소개 약물이 다르다고 해서 틀린 약이 아니다. 최근 신약이 다양하게 개발되어 연구목적, 치료 목적 등으로 여기서 소개한 약물 이외의 약물이 투여되는 경우도 있다. 자신이 복용하고 있는 약물에 대해 정확히 알고 환자에게 가장 좋은 선택을 하고자 하는 주치의의 판단을 따라서 환자 맞춤형 약물 치료를 하는 것이 파킨슨병의 가장 좋은 치료이다.

B) 비운동 증세에 대한 치료

파킨슨병 환자는 운동증세 외에도 어지러움, 우울증, 감각이상, 치매, 대소변 이상, 수면장애 등의 비운동 증세가 일어날 수 있다. 겉으로 확실히 보이지 않는 증세이므로 중요하게 생각하지 않을 수 있으나 실제로 삶의 질을 저하시키는데 상당한 영향을 준다. 따라서, 적절한 때에 검사와 더불어 필요한 약물을 복용하고 치료를 받는 것이 도움이 된다. 증세에 따라 파킨슨병 약물을 처방하기도 하고, 항우울증약, 신경치료약, 뇌혈액 순환개선제, 치매 예방약물, 수면제, 안정제 등을 다양하게 처방할 수 있다.

2) 재활치료

운동과 물리치료를 동반한 모든 종류의 스트레칭은 파킨슨병 환자에게 좋은 재활치료가 된다. 파킨슨병에 특별한 재활치료를 실행하는 것은 병원에서 물리 치료를 받으며 몸에 익힐 수 있다. 그외에 기본적으로 인터넷상에서 쉽게 찾을 수 있는 스트레칭 동작이 모두 도움이 된다. 스트레칭 동작과 더불어 목, 어깨, 손목, 무릎, 고관절을 접고 펴는 모든 행위가 근육의 유연함을 유지시키는 노력이다. 관절은 최대한 크게 움직일 수 있는 만큼 매일 크게 돌려서 운동한다. 스트레칭이라고 너무 어렵게 생각하지 말고 우리나라 사람들이 예전부터 많이 익숙한 국민체조를 시행해도 도움이 된다. 매일 꾸준히 실행한다면 근육의 긴장을 푸는데 매우 도움이 될 것이다. 요즘 컴퓨터에서 유튜브를 통한 동영상 검색이 수월해져 국민체조를 검색하면 쉽게 따라 할 수 있는 동영상이 찾아질 것이다. 신체적인 재활 뿐 아니라 인지능력에 대한 호전을 위해 음악, 미술, 원예, 작업 치료 등이 함께 시행될 수 있다. 특별하고 전문적인 활동만이 도움이 되는 것이 아니라 환자가 즐거워 할 수 있고 몸을 움직이고 머리를 쓸 수 있는 활동이라면 모두 치료 효과가 있다. 우선 환자가 좋아하고 집안 환경에서 편하게 시작할 수 있는 활동이 무엇인지 생각하고 실천해보자.

3) 수술치료

뇌 속에서는 몸의 움직임에 대한 다양한 정보가 세포 사이의 전기신호를 통해 전달되고 있다. 떨림(진전), 강직, 서동 등의 파킨슨 병 증상은 이러한 신호 전달이 적절하지 않아서 발생한다. 파킨슨병 치료 중 뇌심부자극 수술은 뇌의 특정 부위에 전기자극을 줌으로써 병으로 인해 왜곡된 신호 전달을 교정하여 증세를 호전시킨다. 뇌심부 자극 수술은 약 20여년의 역사를 갖고 있으며, 이를 통해 전세계적으로 약 75,000명 이상의 이상 운동질환 환자가 효과적으로 치료받고 있다. 한국에서는 2005년 부터 건강보험이 적용되어 활성화 되었다. 미국에서 실시된 임상시험에서는 뇌심부자극 수술을 받은 약 80%의 환자가 전기 자극을 받는 동안 '떨림이 멈추었다' 또는 '일상생활에 지장이 없을 정도까지 떨림이 호전되었다'고 보고했다. 뇌심부자극 수술은 약물 복용을 충분히 해 왔던 환자가 약물 효과가 점점 짧아지고 이상운동 증세가 심해질 때 실행한다. 그러나, 이러한 수술을 하더라도 파킨슨병을 완치시키거나 약을 중단할 수는 없기 때문에 환자와 보호자, 의사가 충분히 수술의 장단점을 고려하여 단점보다는 장점이 훨씬 많다고 판단될 때 수술을 결정한다. 일반적으로 수술이 필요한 환자는 다음과 같다.

- 파킨슨병 진단이 확실한 환자(파킨슨 증후군이 아닌 환자)
- 레보도파에 대한 약물 효과가 뚜렷하게 있는 환자
- 적절한 약물복용에도 불구하고 약물의 효과가 오래 지속되지 않거나 (운동 동요: wearing - off 또는 on - off) 이상운동증(dyskinesia)이 심한 환자

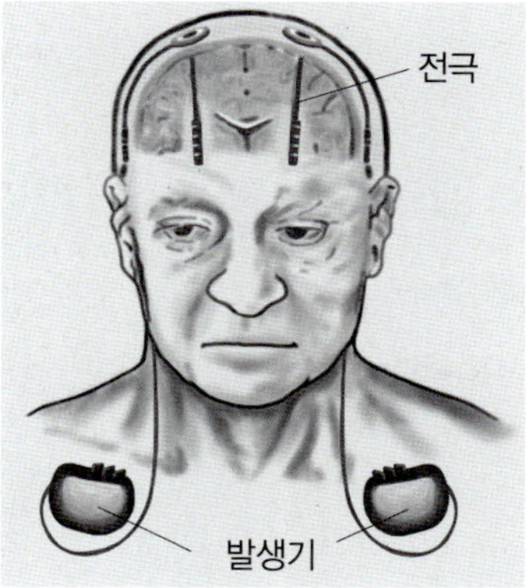

그림 28 **파킨슨병 환자의 뇌심부자극기 장착**

(출처; 대한파킨슨병 및 이상운동질환학회 홈페이지)

- 심각한 정신 이상이나 치매가 없는 환자

모든 파킨슨병 환자에게 수술이 꼭 필요하지는 않다. 수술은 비용과 합병증을 생각해야 하기 때문에 파킨슨병 환자에게 모두 시행하지 않고 의사가 판단하여 수술이 이득이 될 경우만 수술을 진행한다. 뇌심부 자극기는 그림 28과 같이 몸 내부에 자극 발생기를 넣고 전선으로 연결하여 뇌 안에 전극을 매단 채로 위치시키고 , 필요할 때 발생기를 눌러 뇌안에 전극이 활성화 되면서 뇌가 자극되도록 만들어져 있다. 그림처럼, 몸 안에 이물질을 넣기 위한 뇌수술이 필요하고, 정기적으로 배터리를 교체하기 위한 후속 조치 및 추가 수술과 비용도 필요하다. 이러한 수술의 결정은 주치의가 면밀히 검토하여 잇점이 훨씬 많을 때 진행하게 된다. 뇌심부자극술의 합병증으로 발음 이상, 뇌졸중, 뇌출혈, 감염, 근육 마비 등이 있을 수 있으므로 여러 조건을 비교하여 신중하게 결정한다. 조건이 충족되어 수술을 받은 환자들은 약물 복용만 했을 때보다 만족도가 높다. 따라서, 파킨슨병 환자에게 수술이 필요하다고 판단이 된 경우에는 수술은 매우 효과적인 방법이 될 수 있다.

4) 파킨슨병 환자의 생활 수칙과 마음가짐

위에서 언급한 파킨슨병의 치료 효과가 잘 나타나려면 다음과 같은 생활 수칙이 필수적이다. 파킨슨병의 약물치료, 운동치료, 긍정적인 마음 자세는 항상 같이 움직여야 한다.

- 신경과 파킨슨병 전문의가 의학적 판단에 따라 가장 최선의 약물 용량과 종류를 환자 개인에 맞추어 처방한다. 절대 자신의 생각에 따라 복용하지 않도록 한다.
- 약의 중단 및 약 용량의 변화는 반드시 의사와 상의한다.
- 파킨슨병을 싸워서 이겨야 할 몸의 적으로 생각하지 말고 여생을 마칠 때까지 함께 지내야 할 좀 불편한 친구로 생각하고 달래며 의지하며 긴 안목으로 생활하길 권유한다.
  ① 일정하게 밤에 숙면을 취하도록 한다.
  ② 어지럽지 않게 규칙적인 식사를 일정하게 한다.
  ③ 나름대로 즐겁고 유쾌하게 지낸다. 파킨슨병 환자도 기분이 좋아야 안정된 상태에서 의학적인 치료에 훨씬 열심히 협조할 수 있다.
  ④ 걷는 것이 신체와 정신의 회복에 좋은 영향을 미칠 수 있다는 것을 믿고 실천한다. 혼자 걷는 것이 안전하지 않다면 보호자와 함께 걷는 시간을 일정하게 마련한다.
  ⑤ 자유롭게 과일, 야채, 물을 많이 마신다. 환자가 먹지 않으려고 해도 과일, 야채, 물을 보충할 수 있는 환자가 좋아하는 음식물의 형태를 제공한다.

4. 병의 종류에 상관없이, 보행장애가 있을 때 도움을 받을 수 있는 보조기구 및 주변 환경의 조절

어르신들은 시간이 지날수록 질병과 노화로 인해 움직임이 많이 느려지고 걷기는 점점 힘들어지는 공통적인 과정을 겪게된다. 불편함의 원인이 되는 질병이 뇌졸중, 파킨슨병, 치매, 골절등 여러 가지일 수 있어도 불편한 상태에서 주의하고 도움을 받을 수 있는 방법은 상당히 공통적으로 비슷한 경우가 많다. 위에서 언급한 각 질병의 치료와 더불어 신체의 불편함을 극복하는 다양한 기구와 생활의 팁을 제안하려고 한다.

1) 넘어지지 않기 위한 방법

마비증세가 있는 환자는 넘어지거나 부딪치는 등 다치기 쉽다. 화장실, 욕실이 특히 위험한 공간이 될 수 있으므로 욕실 바닥은 항상 건조한 상태를 유지하도록 관리해야 한다. 변기 옆에 짚을 수 있는 손잡이나 욕조에 들어갈 때도 짚을 수 있는 손잡이가 있는 것이 안전하다. 욕조 바닥이나 목욕탕 바닥에도 미끄럼 방지 테이프를 붙이도록 한다. 의자에 앉아서 샤워하는 자세가 욕조에 몸을 담그거나 서서 샤워하는 것 보다 안전할 수 있다. 목욕의자가 미끄러지지 않도록 바닥에 고무재질이 부착된 것을 선택하면 좋을 것이다. 세면 시에도 일어서서 균형을 잡는 것이 불안정할 수 있으므로 일어서는 것이 불편할 경우 앉아서 세수하도록 한다. 소변을 볼 때 의자 형태로 되어 있는 것을 이용하면 넘어지는 것을 최소화할 수 있다(그림 25). 침상에서 그대로 간이 변기를 이용하여 대소변 처리를 하는 것도 화장실로 옮기는 과정에서 넘어지는 것을 막을 수 있어 넘어짐을 방지하는 한 방법이다(그림 25) (p 127 참조).

2) 환자가 다치지 않기 위한 실내 가구의 재배치

한쪽 시야에 장애가 있는 뇌졸중 환자는 장애가 있는 쪽의 시야를 인식할 수 없는 경우가 많다. 균형감각도 떨어져 있어 가구들에 부딪혀 넘어지거나 벽에 부딪힐 수 있다. 환자의 안전을 위하여 걸려서 넘어질 수 있는 전기줄이나 미끄러운 물건은 바닥에 놓지 않도록 하고 꽃병 등 깨지는 물건도 테이블 등에 올려 놓아서는 안 된다. 미끄럼 방지 매트를 실내 곳곳에 배치해두는 것도 좋다(그림 26) (p 128 참조).

3) 보행이 어려운 환자를 위한 주거 환경의 개선

환자가 보행이 어려워 보행 보조기구를 사용하게 된다면 안전한 거주 환경 조성을 위해 집안 환경을 다음과 같이 바꾸는 것이 도움이 된다. 환자의 보행을 도와주는 여러 가지 기구가 있는데 보행 상태에 따라 적절한 것을 선택한다(그림 29). 마비된 쪽의 근력이 약하고 균형감각에 장애가 있기 때문에 자세가 불안정한 경우에는 손잡이, 지팡이 등을 건강한 팔로써 붙잡도록 한다. 이렇게 불안정한 걷는 활동은 꾸준한 근력 운동과 균형 잡기 연습을 통해 극복될 수 있다. 환자가 운동을 하려면 집밖으로 수월하게 나갈 수 있어야 한다. 가능하면 층계가 없는 단독 주택에 살거나 아파트에 살더

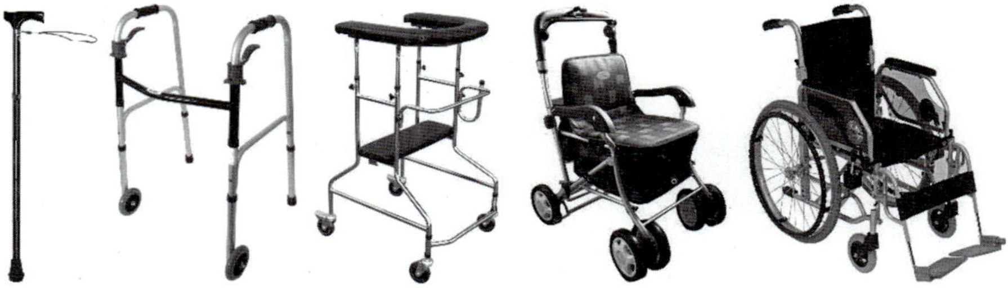

그림 29 **보행보조기구**(출처; 요양보호사 직무교재, 2013)

라도 1층에 거주할 수 있다면 도움이 될 것이다. 엘리베이터가 있는 경우라면 더욱 자유롭게 이동할 수 있을 것이다. 집안에서는 방과 방 사이에 문턱이 없는 것이 넘어질 수 있는 확률을 낮추어 더 안전하다. 휠체어나 보조기구가 실내에서 이동할 수 있도록 입구를 넓게 확보하고 장애물을 없앤다. 혼자서 신발을 안전하게 신고 벗을 수 있기 위해 현관에 편안히 앉아서 신발을 신을 수 있는 의자를 놓아두는 것이 좋다. 거실은 햇빛이 잘 들고, 가족들의 모습을 보고 목소리를 들을 수 있는 장소가 좋겠다. 바닥은 편평하게 유지하고 비상시를 대비하여 가족이나 외부와 연락을 취할 수 있는 긴급경보 장치와 전화기 등을 환자의 손에 닿는 거리에 설치한다. 환자가 거주하는 방은 화장실, 욕실이 가깝게 위치하는 것이 좋으며 환자가 필요로 하는 활동보조에 필요한 물품은 언제든지 손에 닿을 수 있는 위치에 둔다. 물건을 찾기 쉽게 정리하고 환자가 가구의 모서리에 부딪히지 않도록 날카로운 부분을 보호하는 보호대를 사용하는 것이 좋다. 파킨슨병 이나 뇌졸중으로 인한 보행장애가 있을 경우 일부의 환자는 바닥에 그어진 선을 보고 걸을 때 쉽게 걷는 경우가 있다(그림 30). 그림 30과 같은 선을 테이프 등을 이용하여 거실이나 방 바닥에 표시해 두고 그 선을 밟는 것을 목표로 다리를 움직인다면 훨씬 가볍게 걸을 수 있다. 환자가 누운 자세에서 혼자 일어나기 어려운 경우가 많다. 특히 침대 생활을 하지 않는다면 일어나다가 넘어져 골절을 입는 경우가 드물지 않기 때문에 가능하면 침대 생활을 하는 것을 권유한다. 일반적인 침대 생활을 하다가 거기서 일어나는 것도 힘든 상태가 되면 전동침대를 이용하여 버튼 하나로 침대를 일으키는 방법을 사용할 수 있다. 식사할 때 아침에 일어날 때 자리를 옮길 때 이러한 간단하지만 유용한 방법이 환자에게 실제적인 도움을 주는 경우가 많다(그림 31)

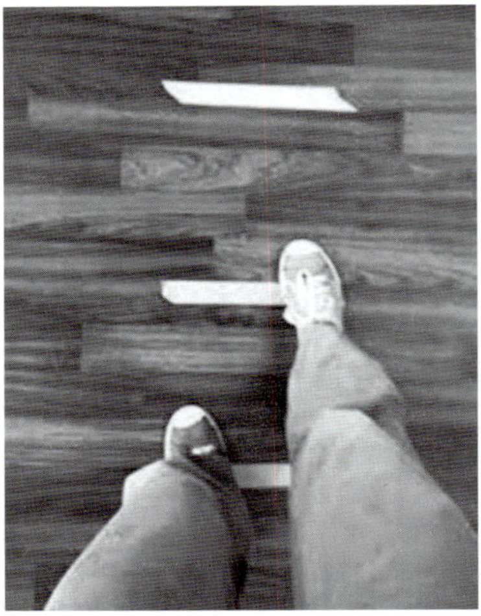

그림 30 **바닥에 선을 붙여 보행을 도와 주는 방법**

(출처; 요양보호사 직무교재, 2013)

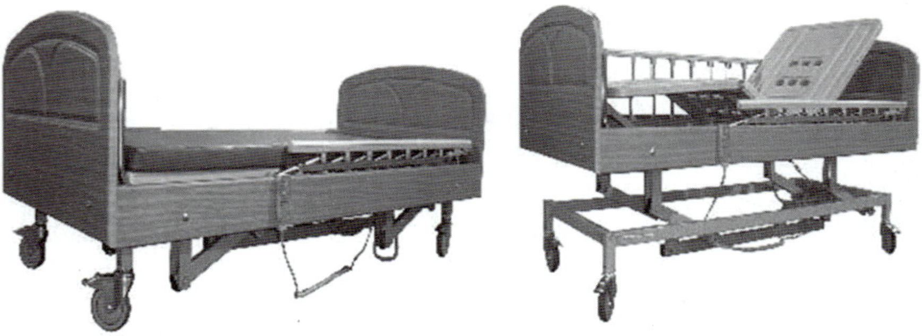

그림 31 **전동침대**(출처; 요양보호사 직무교재, 2013)

Chapter 4

건강한 노후생활을 위한 뇌건강/생활건강 공통 생활수칙

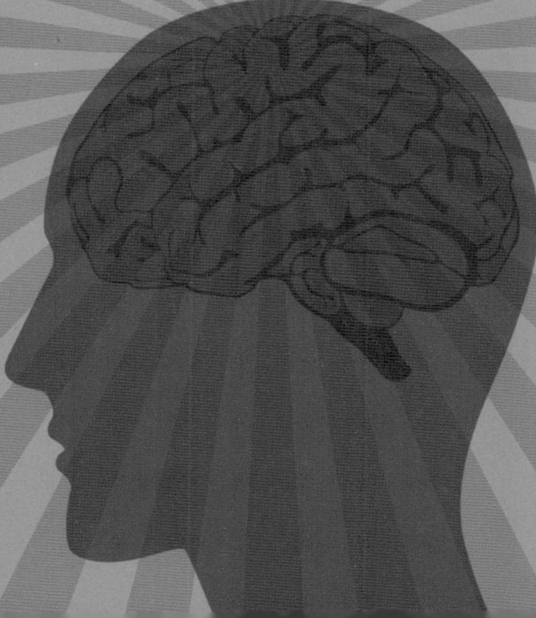

지금까지는 어르신 노후 생활에서 흔하고 중요한 질환인 뇌졸중, 치매, 파킨슨병에 대하여 설명하였다. 이는 신경과에서 매우 흔하게 관찰할 수 있고 사회적으로도 큰 주목을 받는 주요 뇌 질병이지만 이것으로 어르신들이 겪고 있는 모든 질병을 설명할 수는 없을 것이다. 비록 여기에서 모든 질병을 나열하고 알려드릴 수는 없을지라도, 다른 질병으로 인한 증세에도 공통적으로 응용할 수 있는 간단한 생활 수칙을 알려드린다면 유용할 것이다. 어르신 연령대의 환자들을 오랜기간 진료하다 보니 여러 질병에 공통된 생활 수칙이 적용될 수 있음을 알게 되었다. 이 책에서는 간단히 기억할 수 있는 문장의 첫 글자를 따서 "일어나 걷자"라는 구호로 설명하고자 한다. 어려운 질병에는 어려운 치료만 있을 것 같지만, 사실 환자들에게 실제적으로 도움이 되는 것은 의외로 매우 단순한 원리를 생활 속에서 지속적으로 실천 하는데 있다. 지금부터 설명하는 내용은 이미 너무나 잘 알고 뻔하게 생각될 수 있는 생활 수칙이다. 그러나, 말이 쉽지 실천은 정말 어려운 것임을 신경과 어르신 환자들을 진료하며 깨닫게 되었다. 이런 간단하고도 기본적인 생활을 실천한다면 노후생활의 불편한 여러 증세뿐 아니라 주요 뇌질환, 희귀병에 이르기까지 치료에 매우 도움을 받을 수 있다는 사실에 저자도 적지 않게 놀랐다. 이러한 생활 수칙을 잘 지킨다면 질병의 종류에 상관없이 자신이 노력해서 얻을 수 있는 최고의 효과를 경험할 것이다. 공통된 생활 수칙은 이제까지 계속 반복적으로 등장하는 내용임을 눈치 빠른 독자들은 이미 느꼈을 것이다.

일정하게 밤에 숙면한다. 낮에 자지 않고 밤에 규칙적으로 수면을 취하는 것을 의미한다. 가능하면 낮 시간에 눕지 않으며 휴식을 취할 때도 눕기 보다는 앉은 자세로 눈을 감지 않고 쉬는 자세를 선택한다.

어지럽지 않게 규칙적인 식사를 한다. 하루 2끼 내지 3끼를 본인의 취향에 따라 소량이라도 정확한 시간에 정확한 양을 항상 동일하게 섭취하는 것이다. 혹시 소화장애가 있어 한끼에 충분한 양을 섭취할 수 없다면 3끼 이상 4–5회에 적은 양을 나누어 먹어도 좋다. 꼭 밥이 아니라도 빵, 국수, 떡 등 일정한 칼로리를 줄 수 있는 것이라면 어떤 것이라도 좋다. 대부분의 퇴행성 뇌질환 환자는 뇌에 염증 반응이 지속적으로 일어나 병이 진행되는 경우가 많다. 밀가루 음식이 염증 반응을 촉발시키는 경우가 있어 밀가루 음식이 과하게 들어가지 않도록 지키는 것은 중요한 태도이기도 하다. 따라서, 너무 기운이 없을 때 식욕저하로 힘들 때 잠깐 입맛을 돋구기 위해 밀가루 음식으로 도움을 받고 일반적으로는 밀가루가 아닌 곡물로 탄수화물을 대체하는 것이 더 좋다. 다만, 당뇨환자는 칼로리가 높거나 당을 높이는 종류의 음식은 주의해서 주치의와 상의한다.

나름대로 즐겁고 유쾌하게 지낸다. 남들이 좋다는 활동이 아니라 내가 즐거울 수 있는 활동을 한다. 생각만 유쾌하게 하기로 마음먹는다고 되는 것이 아니라 몸을 움직이는 활동이 함께 되어야 더 효과가 좋다. 무언가 배우기 위해 뇌를 자극하는 것도 정신적 만족을 주어 즐겁고 유쾌한 생활을 하게 해준다. 운동과 취미활동은 즐거움을 주는 매우 확실한 활동이 될 것이다.

걷는 것이 신체와 정신을 회복시킴을 믿고 실천한다. 낮시간에는 걷거나 서거나 앉아 있도록 하자. 걷는 활동이라고 하면 흔히 실외에서 오랜시간 걷는 시간을 예상한다. 물론, 이런 활동이 분명히 포함되지만, 만약 날씨가 춥거나 더워서 기타 기상악화로 밖에 나갈 수 없다면 실내에서도 걷는 형태의 활동을 할 수 있다. 최소 주 3회 30분이상 실내에서나 실외에서 걷는 시간을 가져보자. 나이가 많아질수록 팔, 다리의 골절, 여러 질병으로 인한 무기력함으로 걷기 어려워 지는 순간이 온다. 그럴 경우, 실외 걷는 활동을 포기하기 보다는 실내에서 보호자의 도움을 받아 걷는 운동을 쉬지 말아야 한다. 걷는 것이 어렵다면 의자에서 일어서고 앉는 연습이라도 규칙적으로 시간을 정해놓고 한다. 집안에서의 공간의 제약으로 하기 어렵다면, 실내에서 큰 공간을 이용할 수 있는 마트나 병원에 방문하여 일부러 운동을 위해 시간과 정성을 다해본다. 분명 걷지못하는 상황에서라도 최소한의 운동을 유지할 수 있을 것이다. 휠체어에 앉아있는 것이 가능한 경우라면 걷는 것이 힘들 때 휠체어 운동이라도 시간을 맞추어 한다면 누워있는 것 보다는 여러 합병증을 줄여준다. 걷는 활동이 많은 부분을 회복시키지만, 걷는 행위 자체가 어려울 때는 서는 연습도 도움이 될 수 있다. 서는 것도 어렵다면 눕는 것 보다는 앉아서 여러 활동을 하도록 몸을 움직여 보자.

자유롭게 낮시간 동안 야채, 과일, 물을 자주 마신다. 물에 대한 효과를 많은 어르신들이 중요하게 생각하지 않지만, 어지럽지 않기 위해, 두통이 없기 위해, 유쾌하게 지내기 위해, 에너지를 비축하여 활동을 하기 위해 물은 상당한 효과를 발휘한다. 하루에 음용하는 물의 양을 절대적인 기준으로 정할 수는 없지만 최소 하루 세컵의 물을 조금씩 나누어 자주 음용해 보자. 다만, 저녁 6시 이후에는 물을 좀 자제하는 것이 좋다. 잘 때 소변을 보기 위해 자꾸 깰 수 있기 때문이다. 단순한 물만으로 음용이 어렵다면 음료수, 과일, 차 등을 섞어서 마셔보자. 당뇨 환자분들은 당이 들어간 음료는 주의하여야 한다. 수면 장애가 있는 환자들은 오후에 카페인이 들어있는 음료수를 마시지 않아야 하므로 물이 가장 좋을 것 같다.

이 단순한 원칙이 이제까지 설명한 주요 뇌 질환 및 건강한 노후생활을 방해하는 흔한 증세들에 어떻게 도움을 주는 걸까?

일정하게 밤에 숙면하기

- 뇌졸중에 대한 예방 효과가 있다. 밤에 잠을 잘 자면 뇌세포 및 기타 혈관, 내부 장기의 말초 수용체들이 성인병에 대한 방어력을 높여 당뇨, 고혈압, 고지혈증 등이 덜 생기고 동맥경화증을 예방하므로 뇌졸중을 예방할 수 있다. 수면 무호흡증이 있어 수면이 부족한 환자들이 여러 종류의 성인병이 잘 유발되는 것과 비슷한 맥락이다.
- 치매에 대한 예방 효과가 있다. 밤에 잠을 잘 자는 것은 뇌세포들이 밤새 휴식을 충분히 취하게 하여 약간의 치매 위험인자가 있다 하더라도 더 잘 견디게 한다. 기분도 상쾌해지므로 낮동안 치매 예방을 위한 노력을 더 잘할 수 있다.
- 파킨슨병을 앓고 있을 때 밤에 숙면만 취해도 뇌세포는 물론이요 신체의 근육, 말초조직까지 이완하고 휴식을 잘 취할 수 있기 때문에 아침에 컨디션이 좋게 되고 파킨슨병 약물에 대한 반응도 더욱 효과적이다.
- 변비를 해결할 수 있는 기초 컨디션이 만들어진다. 밤에 잠을 잘 자면 장세포, 또한 그 장을 다스리는 신경세포도 좋은 컨디션으로 장운동을 활발하게 하여 변비를 호전시킨다. 스트레스가 변비의 매우 큰 적이므로 스트레스 해소에는 숙면만큼 좋은 것이 없다.
- 다리에 쥐가 자주나는 것에 좋은 영향을 미친다. 밤에 숙면을 취해서 근육의 긴장을 잘 풀어주게 된다면 쥐나는 현상이 훨씬 덜 일어나게 된다.
- 식욕저하 상태도 밤에 잠을 잘 자게 된다면 심리적으로 안정되고 신체 장기의 충분한 휴식을 통해 생체리듬을 찾기 때문에 호전될 수 있다.
- 어지러움은 밤에 숙면하는 것이 도움이 되는 가장 대표적인 증세이다. 앞에서 설명한 중추성, 말초성, 심리적, 컨디션 저하에 따른 여러 어지

러움들은 모두 숙면으로 몸의 컨디션이 좋아지는 것을 통해 현저히 줄어 들 수 있다.

- 손떨림은 어떤 원인이건 몸이 힘들거나 불안할 때 극대화 되는데 밤에 잠을 잘 자게 된다면 몸이 힘들지 않게 되고 마음도 편안하게 되어 떨림을 줄일 수 있게 된다.
- 손발저림도 기존의 질병이 원인이 되어 증세를 일으키겠지만, 상당부분에서 기능적이고 심리적인 원인이 영향을 주기 때문에 숙면을 통해 심리적 안정감을 가진다면 증세가 약해질 수 있다.
- 두통도 밤의 숙면이 뇌세포의 휴식과 심리적 안정감을 형성하게 하기 때문에 숙면을 통해 도움을 받을 수 있는 대표적인 증세이다. 잘 자고 일어났을 때 대부분의 두통이 호전되는 것은 쉽게 경험할 수 있다.

어지럽지 않게 규칙적인 식사하기

- 뇌졸중 예방 및 치료에 도움이 된다. 규칙적인 식사는 뇌졸중의 원인인 고혈압, 고지혈증, 당뇨에 대한 치료 식단을 섭취할 수 있게 해주고 뇌졸중 운동치료를 제대로 할 수 있도록 에너지를 준다.
- 치매 예방에 도움이 된다. 규칙적 식사를 한다는 것은 생체 리듬을 일정하게 유지하는 의미가 있는데, 낮에 여러 활동을 할 수 있어 치매 예방에 도움이 된다. 규칙적 식사를 위한 시간개념, 식사준비 활동, 식후 활동 등 모두가 치매 예방 활동이다. 또한, 뇌에 좋은 영양분을 규칙적인 식사를 통해 공급받을 수 있다.
- 파킨슨병을 치료할 때도 규칙적인 식사로 일정한 칼로리가 제공되는 것은 매우 중요하다. 파킨슨병 환자가 힘들고 지쳐서 식사를 거르거나 너무 소량 섭취만 하는 것을 많이 보았다. 파킨슨병에 도움이 되는 운동 치료를 하고 싶어도 일정한 칼로리가 섭취되고 영양공급이 충분한

상황에서 효과적으로 할 수 있다. 규칙적인 식사는 무료해질 수 있는 하루를 활기차게 보낼 수 있는 동기도 제공한다.

- 변비에는 특히 규칙적 식사가 도움이 된다. 섬유질이 많고 장운동을 활발하게 할 수 있는 식품을 먹어야 장운동을 활발하게 할 수 있기 때문이다. 고령의 어르신들이 변비로 고생하시는 경우가 많은데 장운동 자체가 나이가 들면서 떨어진 것도 있겠지만, 실제로 너무 안먹고 너무 안 움직여서 생기는 경우가 적지 않다. 식사 준비까지 직접할 수 있다면 – 귀찮기는 하겠지만 – 분명 도움이 된다. 목적을 가지고 움직일 수 있으니 움직임이 현저히 적은 노후생활에서 작은 활력이 되고 자극이 된다.
- 다리에 쥐가 자주 나는 것도 사실 몸 안의 전해질의 균형이 잘 맞지 않고 근육을 평소에 잘 쓰지 않다가 갑자기 썼을 때 일어나는 현상이다. 전해질은 무언가를 섭취해야 들어오기 때문에 식사를 거르게 되면 그만큼 전해질의 균형이 깨져 다리 근육 수축을 더 예민하게 한다. 쥐가 자주 나서 불편한 상태가 지속되는 시기에는 포****트 같은 이온 음료를 식사 후에 복용하는 것도 나쁘지 않다. 다만, 밤에는 카페인이 든 음료가 잠을 방해하니, 카페인 여부를 확인한 후 밤시간에 복용 여부를 결정하면 좋겠다.
- 식욕저하라서 규칙적인 식사를 못하는 경우가 많은데, 이것도 규칙적인 식사를 통해 극복해야 한다. 식사도 습관이어서 습관이 되지 못하면 귀찮다는 생각으로 자꾸 거르게 되고 그럴 경우 몸의 컨디션도 나빠지고 기분은 더욱 우울해 진다. 식욕도 당연히 더욱 떨어질 것이다. 소량이라도 본인이 가장 맛있게 생각하는 음식을 규칙적으로 먹는다면 그 기운으로 식욕도 빠른 시간안에 찾을 수 있을 것이다.
- 어지러움이야말로 소제목처럼 어지럽지 않기 위해 규칙적 식사는 필

수이다. 어지럽다는 느낌은 몸 상태가 기운이 없을 때 극대화 된다. 원인에 상관없이 모든 어지러움은 기초체력을 보강해야 호전되고 치료를 해도 효과도 좋다. 기초 체력은 약으로 얻는 것이 아니라 식사로 얻고 운동으로 보강하는 것이 가장 좋다.

- 손떨림은 몸 상태가 힘들 때 악화된다고 여러 번 설명하였다. 어르신 연령에서 식사를 못하는 환자가 많이 먹는 환자보다 더 많다. 식사를 안 한다는 것은 에너지가 들어오는 길을 차단하는 것이다. 규칙적 식사를 통해 기운 없고 힘들지 않고 몸이 많은 에너지를 갖도록 노력한다면 몸이 덜 힘들어지고 그런 상태에서 손떨림도 많이 호전될 것이다.
- 손발저림은 여러 원인으로 나타날 수 있는데 그 원인을 악화시키는 것 중 하나는 비타민과 무기질 부족이기도 하다. 규칙적인 식사를 통해 비타민, 무기질을 충분히 공급하고 기타 약물 치료와 병행한다며 손발 저림도 좋아질 수 있다.
- 두통은 배고프고 힘들 때 더욱 심해진다. 규칙적인 식사를 통한 에너지 공급은 신체의 피곤함을 회복시키며 몸에 제공된 에너지를 가지고 다른 활동을 하게 해주기 때문에 두통이 덜 느껴지도록 도와준다.

나름대로 즐겁고 유쾌하게 지내기

- 치매가 발병하기 전 수년동안 우울증 및 감정의 변화가 선행한다는 연구 결과가 많다. 즐겁고 유쾌하게 지내는 생활을 통해 우울증이 예방되니 치매도 예방되고 활력있게 생활하니 치매 예방을 위한 다양한 활동을 할 수 있게 된다.
- 뇌졸중의 원인인 당뇨, 고혈압은 스트레스 때문에 악화될 수 있고, 뇌졸중 자체의 발현도 스트레스 때문에 많은 영향을 받는다. 유쾌하게 지내는 생활이 이런 질병의 조절과 예방을 가능하게 하여 결과적으로 뇌

졸중 예방에 도움을 준다.

- 파킨슨병에서 특히 우울증이 비운동 증세로 많이 동반되는데 유쾌하게 지내려는 노력은 우울증을 없애주고 파킨슨병 치료에 의욕적으로 집중하게 해준다.
- 변비는 스트레스가 큰 원인이므로 유쾌하게 지내면서 스트레스를 해소 한다면 변비의 해결에 좋은 영향을 줄 것이고, 활동적인 생활은 장운동을 활발하게 해 줄 것이다.
- 다리에 쥐나는 것은 몸을 과하게 스트레칭하거나 근육이 장시간 수축할 경우에 자주 일어난다. 즐겁고 유쾌하게 지내는 모든 활동이 근육을 저절로 부드럽게 해주고 적당히 움직이게 해주어 유연성을 길러 줄 것이다. 다만 유쾌한 활동을 위한 과격한 운동이나 다리를 너무 많이 사용하는 장시간 운동은 더 쥐를 잘 나게 할 수 있으니 적절한 조절이 필요하다.
- 식욕저하를 겪고 있다면 특히 즐겁고 유쾌한 생활로 하루를 구성해야 한다. 즐거우면 식욕이 생기고 먹는 것이 일이 아니라 즐거움이 된다.
- 어지러움은 원인에 상관없이 심리적 안정감이 매우 긍정적인 효과를 준다. 즐겁고 유쾌한 생활이 기분을 좋게하고 어지러움을 호전시킨다.
- 손떨림은 불안하고 걱정이 많을 때 심해지므로 어떤 증세 보다도 유쾌한 생활을 통해 호전시킬 수 있다. 유쾌하고 즐거운 생활이 불안감을 없애줄 것이며 몸과 마음의 상태를 편안하게 함으로써 좋은 영향을 준다.
- 손발저림에도 도움이 된다. 사람들은 부정적 감정이 머리 속에 있을수록 몸에서 가장 예민하게 느끼는 불편감을 더 쉽게 더 강하게 느낀다. 유쾌하고 즐거운 생활에 몰두하면 늘 불편했던 저림이 잠시라도 잊혀질 것이다.

- 두통은 즐거운 활동을 한다면 잊혀질 수 있는 대표적 증세이다. 좋아하는 사람을 만나고 대화화고 취미활동을 하고 종교생활 등을 한다면 두통은 어느새 줄어들어 있을 것이다.

걷는 활동을 실천하기

- 치매의 원인중 일부인 우울증, 당뇨, 혈압, 고지혈증, 심장병 등을 조절할 수 있으니 분명히 치매의 예방을 도와주는 셈이 된다.
- 뇌졸중의 원인인 당뇨, 고혈압, 심장병 등을 잘 조절할 수 있어 뇌졸중에 대한 예방 효과를 준다.
- 파킨슨병에서 운동치료 효과가 있다. 규칙적인 운동은 굳어 있는 팔다리를 부드럽게 하는데 특히 효과가 있다. 스트레칭과 함께 걷는 것을 규칙적으로 하여 우울증도 없애고 운동 효과도 느껴보자.
- 변비의 원인인 장운동 저하가 좋아져 변비를 호전시킨다. 걷는 활동을 해야 변비가 해결된다. 누워있는 것은 변비의 가장 큰 적이다.
- 다리에 쥐나는 것이 부분적으로 도움을 받을 수 있다. 걷는 동작을 통한 적절한 근육 사용은 근육 유연성에 도움을 준다. 다만 장시간(한번에 30분 이상) 걷기는 피한다. 과도한 근육 수축과 사용은 쥐를 더 잘 나게 할 수도 있기 때문이다.
- 식욕저하도 걸어서 소화 잘되는 과정을 통해 좋아질 것이다. 걸으면 기분전환까지 되어 즐거워지고 신체가 활동을 했으므로 에너지를 사용한 것에 대해 우리 뇌가 무언가 먹거나 마시라는 신호를 보낼 것이다. 그것이 식욕으로 이어져 어느때 보다도 맛있게 식사할 수 있을 것이다.
- 어지러움은 적절하게 균형감각을 훈련시키는 과정을 통해 많이 호전이 될 수 있다. 가볍게 걷는 활동은 평형기관이 적절하게 균형을 유지하도록 훈련하는 과정이므로 어지러움에 도움이 된다. 단, 급성기 어

지러움으로 균형을 잡지 못할 때는 잠시 절대안정을 취하는 시기가 있으므로 주치의와 상의한다.

- 손떨림에도 긍정적인 영향을 미치는데 정신적으로도 편안한 상태를 유지하게 해 주어 걱정과 근심, 불안을 줄여준다. 걷는 활동을 통한 심리적 안정은 떨림을 호전시키고 안정되게 도와준다.
- 손발저림에도 도움이 된다. 바깥 활동을 하게 되므로 기분전환을 할 수 있으며 저림에 대해 덜 느끼게 된다. 하지만, 일부 저림을 유발하는 질병인 허리디스크, 척추관 협착증 등 은 물리치료 및 근육강화 운동을 통해 허리 근육을 기른 후 의사의 지시에 따라 걷는 운동을 해야 한다. 말초 혈관 장애가 있을 때에도 의사와 상의한 후 걷는 운동을 하도록 한다.
- 두통도 걷는 과정을 겪으면서 일어나는 기분전환과 상쾌한 공기 공급이 뇌의 통증구조가 덜 예민하게 도와 주어 호전될 수 있다.

자유롭게 물, 과일, 야채를 자주 섭취하기

- 치매 예방에 도움이 되는 항산화제를 충분히 공급할 수 있고 물을 통해 뇌세포가 기능을 잘 할 수 있도록 기본적인 에너지를 줄 수 있다. 의무감이 아니라 기분 좋게 자유롭게 물 또는 물 성분이 많은 야채, 과일을 섭취할 수 있는 습관을 만들자.
- 뇌졸중이 뇌 혈액순환 저하에 의해 생기는 부분을 예방하도록 도와 줄 것이다. 물을 자주 먹어 몸 안에 수분 공급을 충분히 해주면 당연히 뇌 혈액순환에 도움이 된다. 공급된 물은 과일, 야채의 비타민, 무기질 등과 함께 작용하여 세포의 벽을 잘 이룰 수 있도록 도와주고 세포 안에서 에너지 및 세포대사에 효과적으로 사용될 수 있도록 하여 뇌졸중이 예방될 것이다.

- 파킨슨병에서는 몸이 굳어지고 근육이 강직되는 현상이 자주 일어나는데, 몸에 수분이 공급되면 근육이 더 부드러워지고 물리 치료 및 운동치료의 효과를 높일 수 있다.
- 변비가 수분 공급을 통해 장내 물질의 제형이 부드럽게되어 호전될 수 있다. 수분은 딱딱한 변을 부드럽게 한다.
- 다리에 쥐나는 것이 물을 통해 전해질 불균형이 좋아지게 되어 호전될 수 있다. 전해질 불균형이 과도한 근육 수축을 하게 하여 다리에 쥐가 나게 만들기 때문이다. 수분공급이 충분하다면 물 안의 전해질이 적절한 균형을 잡아주며 과일, 야채, 음료를 통하여 비슷한 효과를 볼 수 있다. 다만 당뇨 환자들은 과일은 적절하게 복용하고 음료보다는 물로서 보충하도록 한다.
- 식욕저하가 있을 경우 많이 부족한 에너지와 영양을 쉽게 제공 받는 방법이 될 것이다. 물론, 궁극적으로 제대로 된 영영공급은 단백질, 탄수화물, 지방, 비타민, 무기질이 모두 함유된 식단일 것이다. 하지만, 현실적으로 식욕이 저하되어 제대로 된 식사를 할 수 없다면 그 악순환의 고리를 벗어나려는 처음 시도로 소화도 잘되고 맛에 좌우되지 않는 물, 야채, 과일로 시작할 수 있을 것이다. 신체의 에너지가 떨어질수록 식욕저하는 더욱 심해지니 일단 밥을 먹기 어려운 환자는 물, 과일, 야채부터 먼저 시작해보자.
- 어지러움은 수분공급을 통하여 균형감각을 담당하는 전정신경계의 혈액 순환이 도움을 받아 좋아질 수 있다. 의학 전문서적을 보면 어떤 질병이건 공통적으로 제안하는 치료가 수분 공급이다. 그만큼 수분공급은 거의 모든 질병의 치료에 적용될 수 있는 근본치료이며 신체 상태의 호전을 위해서 필요한 부분이다. 어지럽다는 증세가 여러 원인 때문에 일어날 수 있으므로 이러한 근본적 치료는 어떤 증세보다도 필요하다

- 손떨림은 수분공급을 통해 탈수 현상이 예방되어 호전될 것이다. 수분을 충분히 공급하면 손떨림을 유발하는 신경계의 불균형, 대사장애, 말초 감각기관의 예민성 등이 안정되고, 궁극적으로 손떨림이 호전되게 된다.
- 손발저림이 말초 혈액 순환 장애가 호전되는 과정을 통해 좋아질 것이다. 손발저림은 말초 혈액 순환 장애에서 기인하는 경우가 상당히 많다. 모든 말초 혈액 순환 장애에 수분 공급은 필수이다.
- 두통이 수분공급으로 호전되는 경우도 상당히 많다. 뇌세포 및 뇌속의 통증기관, 신경전달 물질의 불균형이 수분공급을 통해 풍요로운 에너지 환경 속에서 자연스럽게 균형상태를 찾아가게 될 것이다. 신경전달물질이 자연스럽게 전달되고 분포하도록 비타민, 무기질이 물, 야채, 과일을 통해 충분히 공급될 수 있다. 두통은 컨디션 좋은 뇌세포에서는 좀처럼 느끼기 어렵다. 두통은 감정의 영향을 받기도 하고 뇌구조상 신경 전달 물질의 불균형 때문이기도 하고 혈관의 이완 및 수축 과정에서 말초 통증 기관을 건드려 일어나는 현상이기도 하다. 이러한 여러 신경계 구조의 얽힘은 각 신경세포의 기능저하에 영향을 받는데 그것이 수분 공급을 통해 좋은 영향을 받을 수 있다. 다만, 편두통 환자는 과일 중에 두통을 유발하는 성분이 있을 수 있으니 과일로 수분을 공급할 때는 주치의와 상의해서 섭취하도록 한다.

수분은 신체의 약 60%를 차지하는 주요 구성성분이다(Daniels & Popkin, 2010). 수분은 영양소를 운반하고 노폐물을 배출시켜 준다. 또한 체내 화학반응이 일어나는 환경이 되며, 체온조절, 타액,소화액, 점액 등의 성분으로 윤활작용을 하고, 인체를 충격으로부터 보호해 준다(Jéquier & Constant, 2010). 건강한 사람은 수분 섭취량과 수분 배설량을 조절하여 수

분균형을 유지한다(Adolph &Wills, 1947; Read & Hoyt, 1996). 수분 섭취량보다 수분 배설량이 많으면 탈수가 나타난다. 탈수는 체내 수분이 지나치게 손실되는 현상으로, 체내 총수분량의 2%가 손실되면 갈증을 느끼며, 4%가 손실되면 근육 피로감을 쉽게 느끼게 되고, 12%가 손실되면 무기력 상태에 빠지고, 20% 이상이 손실되면 사망할 수 있다(박태선 & 김은경, 2011). 이렇게 중요한 수분 공급의 방법으로, 세포막을 더 튼튼하게 만들고, 결합조직의 재생을 촉진시키기 위해 우리가 마셔야 하는 가장 이상적인 물의 형태는 아마도 과일과 야채일 것이다. 그러나 야채와 과일을 늘 휴대하여 먹기가 용이하지 않고 과일은 과량을 먹는 것이 당분의 과다 섭취를 만들 수 있기 때문에 저자는 개인적으로 다음과 같은 정도의 노력을 권유한다. 여기서 제시하는 것은 환자와의 임상경험을 통한 저자의 개인적인 소견이다. 식품영양학회에서 제시하는 매일 권장량과 다소 차이가 있을 것이다. 한국영양학회에서 발간한 2015 한국인 영양소 섭취 기준에 의하면 우리 몸의 수분에 의한 수화 정도는 혈액의 항상성으로 인해 쉽게 보완되고, 대사 차이, 환경 조건, 활동 정도 등에 따라 필요량이 크게 변동되기 때문에 평균 필요량을 추정하기 어렵다고 발표하였다. 정상적인 식사를 하는 건강한 사람이 만성적으로 수분을 과량 섭취했을 때 유해작용이 발생되었다는 보고가 거의 없어서 상한섭취량은 설정하지 않았다고 제시하였다. 의사로서 환자를 볼 때마다 전문적이고 체계적인 지식들이 매우 우수한 이론이지만, 환자에게 실천되기까지 그 내용이 복잡하여 현실적으로 실천이 잘 되지 않는 것을 많이 느꼈다. 저자는 한국 영양 학회에서 제시한 수분 섭취 기준(표 5)에서 크게 벗어 나지 않는 수준으로 현실적인 실천 가능한 쉬운 권장 최소량을 진료실에서 환자들에게 추천하고 있다. 여력이 되어 더 많이 채소와 과일을 복용할 수 있다면 더욱 좋을 것이다. 기본적으로 매끼마다 채소가 함유된 식사를 충분히 하고 매끼 과일 또는 생야채를 세입 정도

표 5 한국인의 1일 수분 섭취기준 (2015 한국인 영양소 섭취기준, 한국 영양학회)

성별	연령	수분(mL/일)					
		음식	물	음료	충분섭취량		상한 섭취량
					액체	총 수분	
영아	0~5(개월)				700	700	
	6~11	300			500	800	
유아	1~2(세)	300	538	0	800	1,100	
	3~5	400	587	0	1,100	1,500	
남자	6~8(세)	900	705	0	900	1,800	
	9~11	1,100	749	0	1,000	2,100	
	12~14	1,300	756	0	1,000	2,300	
	15~18	1,400	891	0	1,200	2,600	
	19~29	1,400	975	31	1,200	2,600	
	30~49	1,300	1,017	105	1,200	2,500	
	50~64	1,200	929	44	1,000	2,200	
	65~74	1,100	746	24	1,000	2,100	
	75 이상	1,100	517	11	1,000	2,100	
여자	6~8(세)	800	636	0	900	1,700	
	9~11	1,000	643	0	900	1,900	
	12~14	1,100	684	0	900	2,000	
	15~18	1,100	651	0	900	2,000	
	19~29	1,100	766	24	1,000	2,100	
	30~49	1,000	779	15	1,000	2,000	
	50~64	1,000	764	12	900	1,900	
	65~74	900	506	3	900	1,800	
	75 이상	900	396	0	900	1,800	
임신부						+200	
수유뷰					+500	+700	

먹을 분량으로 매일 먹기 위해 노력한다. 그 사이에는 낮시간 동안 1 리터의(500 cc 물통으로 2번 또는 세컵의 물) 물을 조금씩 나누어 마신다. 의무감에서 마시면 오래 지속하지 못한다. 자유롭게 즐겁게 물 마시는 것이 습관이 되도록 한다. 어떤 행동을 습관으로 만들기 위해서 일단 3일을 해보고 성공하면 3주, 3개월씩 그 목표일 수를 증가해 본다. 어느 순간 물을 먹는 것이 습관이 되고 어렵지 않게 이정도 분량은 쉽게 섭취할 수 있을 것이다. 많은 사람들이 화장실 가는 것이 귀찮아서 물을 자주 마시는 것이 내키지 않는다고 한다. 물을 많이 먹으면 그 만큼 화장실도 자주가게 될 것이다. 하지만, 화장실을 2–3회 정도 더 가는 정도일 것이다. 하루 중 2–3회 화장실 더 가고 좋은 뇌기능 및 신체상태를 유지할 수 있다면 이정도 물을 섭취하는 것은 어려운 일이 아닐 것이다. 당뇨 환자들은 당이 들어간 음료를 마시지 않도록 주의한다. 또한, 수분을 엄격하게 관리해야 하는 심장, 신장질환, 또는 소변배출에 문제가 있는 비뇨기과 환자들은 주치의와 반드시 상의한 후 물 섭취 양을 조절하도록 한다. 왜 자유롭게 기분좋게 물을 마실까? 그냥 물이 좋다고 하면 대부분의 환자들은 의무감으로 맛이 없더라도 꾹 참고 물을 마셔야 한다 라고 생각하여 약처럼 유쾌하지 않게 마신다. 하지만, 그런 마음상태로 물을 마시는 것은 오래도록 실천할 수 없다. 과도한 의무감에서 억지로 하기보다는 물에 볶은 현미를 넣는다거나 조금씩 자주 마신다는 습관을 몸에 배게 하는 것이 좋다. 꾹 참고 어려운 일을 극복하라는 것이 아니다. 물 마시는 것이 습관이 되고 어렵지 않게 만들 수 있도록 여러 시도를 해보아야 한다. 물을 자주 보충하되 더욱 좋은 것은 야채를 많이 먹고, 적당량의 과일로써 물을 보충하는 것이다. 야채와 껍질째 먹는 과일은 노화와 질병의 근원을 예방하는 항산화제의 주 공급원으로 수분공급 이외의 도움까지 받을 수 있다. 주스로 물과 번갈아 마실 수 있으나 주스에 너무 많은 인공감미료나 설탕이 들어 있지 않도록 주의한다. 탄산음료나 에너지

음료는 물 대용이 될 수 없다. 실제로 물이 빨리 흡수되어 몸의 각 기관에서 역할을 하려면 다른 것이 섞이지 않는 것이 더 좋을 것이다.

맺음말

이 책에서 소개한 각 질병의 정보와 예방법은 많은 어르신들에게 분명 필요하고 중요한 내용입니다. 어르신 뿐 아니라 현재 중장년층의 성인들에게도 다가올 미래의 생활을 계획하고 예비하는데 많은 도움이 될 것입니다. 중요한 뇌질환이나 일상생활에서 흔히 경험하는 여러가지 불편 증세들이 "일어나 걷자"는 간단한 생활 실천으로 예방되고 치료도 될 수 있다면 정말 간편하고도 효율적이지 않을까요? 질병의 치료는 아마도 복잡한 의학 지식으로 부터 궁극적으로 얻어진 간단한 원리 속에 그 중요한 핵심이 존재할 것입니다. 아무쪼록 지식을 아는데서 그치지 말고 실천을 하여 꼭 노후생활의 건강을 얻어가시길 바랍니다. 실천을 위해 저자가 간소화 한 생활 수칙을 다시한번 명심하시길 바랍니다.

"일어나 걷자"
일정하게 밤에 숙면할 것
어지럽지 않게 규칙적으로 식사할 것
나름대로 유쾌하고 즐겁게 지낼 것
걷는 것이 신체와 정신을 회복시킴을 믿고 실천할 것
자유롭게 물, 과일, 야채를 충분히 섭취할 것

너무나 단순한 원칙이 너무 방대한 영역을 커버하는 비약처럼 느껴지는 독자도 있을 것입니다. 하지만, 단순한 원칙이긴 하나 실천까지 단순하지는 않습니다. 실천은 그야말로 정성과 계획과 에너지와 노력을 모아야 겨

우 실천되는 영역이기 때문입니다. 실천만 되면 비싸고 어려운 검사와 치료 없이도 노후 생활의 많은 불편함을 예방할 수 있습니다. 실천의 문제입니다. 실천은 결코 쉽지 않습니다. 실천을 위해 기억하고 체화하기 위하여 간단히 요약하고, 반복, 강조하는 의미를 독자분들 모두 느끼시길 바랍니다.

감사합니다.

최선아 드림

참고문헌 및 참조 웹사이트

ADAPT–FS Research Group. Follow–up evaluation of cognitive function in the randomized Alzheimer's Disease Anti–inflammatory Prevention Trial and its Follow–up Study. Alzheimers Dement 2015 ;11(2):216–25.

Albanese E, et al. Dietary fish and meat intake and dementia in Latin America, China, and India: a 10/66 dementia research group population–based study. Am J Clin Nutr 2009:90:392–400.

Albarracin SL, et al. Effects of natural antioxidants in neurodegenerative disease. Nutr Neurosci. 2012 Jan;15:1–9.

Anderson RA, et al. Cinnamon: Potential role in the prevention of insulin resistance, metabolic syndrome and Type 2 diabetes. J Diabetes Sci Technol 2010 May; 1:4(3):685–693.

Anekonda TS. Resveratrol – a boon for treating Alzheimer's disease? Brain Res Brain Res Rev 2006;52: 316–326.

Anstey KJ, et al. Alcohol consumption as a risk factor for dementia and cognitive decline: meta–analysis of prospective studies. Am J Geriatr Psychiatry 2009; 17: 542–555.

Arab L, et al. Green and black tea consumption and risk of stroke: a meta–analysis. Stroke 2009 ;40(5):1786–92.

Araújo JR et al. Folates and aging: Role in mild cognitive impairment, dementia and depression. Ageing Res Rev. 2015 Jul;22:9–19.

Assunção M, et al. Green tea averts age–dependent decline of hippocampal signaling systems related to antioxidant defenses and survival. Free Radic Biol Med. 2010 Mar 15;48:831–8.

Baur JA, et al. Therapeutic potential of resveratrol:the in vivo evidence. Nat Rev Drug Discov 2006;5: 493–506.

Bennett DA, et al. NSAID exposure and risk of Alzheimer disease: is timing everything? Neurology. 2009 ;72(22): 1884–5.

Bennett DA, et al. The effect of social networks on the relation between Alzheimer's disease pathology and level of cognitive function in old people: a longitudinal cohort study, , Lancet Neurol 2006 ;5(5)::406–12.

Bergman H, et al. Multilingualism (but not always bilingualism) delays the onset of Alzheimer disease: evidence from a bilingual community. Alzheimer Dis Assoc Disord 2010 ;24(2): 118–25.

Bitu Pinto N, et al. Neuroprotective Properties of the Standardized Extract from Camellia sinensis (Green Tea) and Its Main Bioactive Components, Epicatechin and Epigallocatechin Gallate, in the 6–OHDA Model of Parkinson's Disease.Evid Based Complement Alternat Med. 2015 16;

Blaslystok E, et al. Bilingualism as a protection against the onset of symptoms of dementia. Neuropsychologia 2007 ;28; 45(2): 459–64.

Braidy N, et al. Resveratrol as a Potential Therapeutic Candidate for the Treatment and Management of Alzheimer's Disease. Curr Top Med Chem. 2016;16:1951–60.

Buchman AS, et al. Total daily activity is associated with cognition in older persons, Am J Geriatr Psychiatry 2008 ;16(8): 697–701.

Burckhardt M, et al. Omega–3 fatty acids for the treatment of dementia. Cochrane Database Syst Rev. 2016 Apr 11;4.

Cao L et al. Dietary Patterns and Risk of Dementia: a Systematic Review and Meta–Analysis of Cohort Studies. Mol Neurobiol. 2015 Nov 9.

Colcombe SJ, et al. Aerobic exercise training increases brain volume in aging humans. Biol Sci Med Sci, 2006 ; 61:1166–1170.

Cole GM, et al. Neuroprotective effects of curcumin. Adv Exp Med Biol 2007;595:197–212.

Cole GM, et al. Neuroprotective effects of curcumin. Adv Exp Med Biol. 2007;595:197–212.

Cole GM, et al. Prevention of Alzheimer's disease: Omega–3fatty acid and phenolic anti-oxidant interventions. Neurobiol Aging 2005 ;26 Suppl 1:133–36.

Commenges D, et al. Intake of flavonoids and risk of dementia. Eur J Epidemiol 2000;16: 357–363.

Dai Q, et al. Fruit and vegetable juices and Alzheimer's disease: the Kame Project.Am J Med. 2006 Sep;119:751–9.

de Mejia EG, et al. Bioactive components of tea: cancer, inflammation and behavior. Brain Behav Immun. 2009 Aug;23:721–31.

Doody RS, et al. Alzheimer's Disease Cooperative Study Steering Committee; Solanezumab Study Group: Phase 3 trials of solanezumab for mild–to–moderate Alzheimer's disease. N Engl J Med 2014;370: 311–321.

Duke Johnson, MD. Optimal health revolution. Dallas TX; Benbella, 2008.

Durga J, et al. Effect of 3–year folic acid supplementation on cognitive function in old adults in the FACIT trial: a randomized, double blind, controlled trial. Lancet 2007 ; 369: 208–16.

Erickson KI, et al. Aerobic fitness is associated with hippocampal volume in elderly humans, Hippocampus 2009 ;19(10):1030–9.

Evert DL, et al. Alcohol–related cognitive impairments. Alcohol Health Res World 1995;19:89.

Feart C, et al. Adherence to a Mediterranean diet, cognitive decline and risk of dementia. JAMA 2009; 12;302(6):638–48.

Fernando Gomez–Pinilla Brain foods: the effects of nutrients on brain function. Nat Rev Neurosci 2008; 9:568–578.

Friedland RP, et al. The relationship between television viewing in midlife and the development of alzheimer's disease in a case–control study. Brain Cogn 2005 ; 58(2): 157–65.

Fritsch T, et al. Participation in novelty–seeking leisure activities and Alzheimer's disease. Psychiatry Neurol 2005 ; 18: 134–41.

Granzotto A, et al. Resveratrol and Alzheimer's disease: Message in a bottle on red wine and cognition. Front Aging Neurosci 2014; 6: 95.

Granzotto A, et al. Resveratrol and Alzheimer's disease: message in a bottle on red wine and cognition. Front Aging Neurosci. 2014 May 14;6:95.

Greenwood CE, et al. High fat diets, insulin resistance and declining cognitive function, Neurobiol Aging 2005; 26 Suppl 1:42–5.

Hamidpour R, et al. Cinnamon from the selection of traditional applications to its novel effects on the inhibition of angiogenesis in cancer cells and prevention of Alzheimer's disease, and a series of functions such as antioxidant, anticholesterol, antidiabetes, antibacterial, antifungal, nematicidal, acaracidal, and repellent activities. J Tradit

Complement Med. 2015 Jan 16;5:66–70.

Ho L, et al: Heterogeneity in red wine polyphenolic contents differentially influences Alzheimer's disease–type neuropathology and cognitive deterioration. J Alzheimers Dis 2009;16: 59–72.

Huang W, et al. Alcohol consumption and incidence of dementia in a community sample aged 75 years and older. J Clin Epidemiol 2002;55: 959–964.

Huang W, et al. Association between alcohol and Alzheimer's disease (Review) Exp Ther Med 2016 12: 1247–1250,

Hügel HM. Brain Food for Alzheimer–Free Ageing: Focus on Herbal Medicines. Adv Exp Med Biol. 2015;863:95–116.

Huhn S, et al. Components of a Mediterranean diet and their impact on cognitive functions in aging. Front Aging Neurosci. 2015 Jul 8;7.

Jensen GB, et al. Do alcoholics drink their neurons away? Lancet 1993;342: 1201–1204.

Joseph JA, et al. Grape juice, berries and walnuts affect brain aging and behavior. J Nutr 2009 ; 139(9): 1813S–7S.

Kang KS, et al. Dual beneficial effects of (–)–epigallocatechin–3–gallate on levodopa methylation and hippocampal neurodegeneration: in vitro and in vivo studies. PLoS One. 2010 Aug 5;5

Karp A, et al. Mental, physical and social components in leisure activities equally contribute to decrease dementia risk, Dement Geriatr Cogn Disord 2006:21–65–73.

Khan A, et al. Cinnamon improves glucose and lipids of people with type 2 diabetes. Diabetes Care. 2003 Dec;26:3215–8.

Kril JJ, et al. Brain shrinkage in alcoholics: a decade on and what have we learned? Prog Neurobiol 1999; 58: 381–387.

Krstic D, et al. Deciphering the mechanism underlying late–onset Alzheimer disease. Nat Rev Neurol 2013;9: 25–34.

Külzow N. Impact of Omega–3 Fatty Acid Supplementation on Memory Functions in Healthy Older Adults. J Alzheimers Dis. 2016;51:713–25.

Kumar A, et al. A review on Alzheimer's disease pathophysiology and its management: an update. Pharmacol Rep 2015:67: 195–203.

Lardner AL. Neurobiological effects of the green tea constituent theanine and its potential role in the treatment of psychiatric and neurodegenerative disorders. Nutr Neurosci.

2014 Jul;17(4):145–55.

Larson EB, et al. Fruit and vegetable juices and Alzheimer's disease: the Kame Project. Am J Med 2006 ; 119(9): 751–9.

Launer LJ, et al. Midlife pulse pressure and incidence of dementia: the Honolulu–Asia Aging Study. Stroke 2006 Jan;37(1):33–7.

Li H, et al. Green tea polyphenols protect against okadaic acid–induced acute learning and memory impairments in rats. Nutrition. 2014 Mar;30:337–42.

Llewellyn DJ, et al. Vitamin D and Risk of Cognitive Decline in Elderly Persons , Arch Intern Med 2010:170(13):1135–1141.

Luchsinger JA, et al. Alcohol intake and risk of dementia. J Am Geriatr Soc 2004;52: 540–546.

Ma T, et al. Resveratrol as a therapeutic agent for Alzheimer's disease. Biomed Res Int. 2014; Bastianetto S, et al. Neuroprotective action of resveratrol. Biochim Biophys Acta. 2015 Jun;1852:1195–201.

Mace PM, et al. Brain structural changes in obstructive sleep apnea. Sleep 2008;31(7):967–977.

Madhavadas S, et al. Cognition enhancing effect of the aqueous extract of Cinnamomum zeylanicum on non–transgenic Alzheimer's disease rat model: Biochemical, histological, and behavioural studies. Nutr Neurosci. 2016 Jun 16:1–12.

Mandel S, et al. Green tea catechins as brain–permeable, natural iron chelators–antioxidants for the treatment of neurodegenerative disorders. Mol Nutr Food Res. 2006 Feb;50:229–34.

Mandel S, et al. Green tea catechins as brain–permeable, nontoxic iron chelators to "iron out iron" from the brain. J Neural Transm Suppl 2006; (71):249–57.

Mandel S, et al.Catechin polyphenols: neurodegeneration and neuroprotection in neurodegenerative diseases. Free Radic Biol Med. 2004 Aug 1;37::304–17.

Martins JG. EPA but not DHA appears to be responsible for the efficacy of omega–3 long chain polyunsaturated fatty acid supplementation in depression: evidence from a meta–analysis of randomized controlled trials. J Am Coll Nutr. 2009 Oct;28:525–42.

Medeiros R, et al. Astrocytes: conductors of the Alzheimer disease neuroinflammatory symphony. Exp Neurol 2013;239: 133–138.

Meyer JS, et al. Risk factors for cerebral degenerative changes and dementia. Eur Neurol

1998;39 (Suppl 1): 7–16.

Morris MC, et al. Fish consumption and cognitive decline with age in a large community study, Arch Neurol 2005 ; 62(12):1849–53.

Morris MC, et al. The role of nutrition in Alzheimer's disease: epidemiological evidence, Eur J Neurol 2009; 16 Suppl 1:1–7.

Mortimer JA, et al. Very early detection of Alzheimer neuropathology and the role of brain reserve in modifying its clinical expression . J Geriatr Psychiatry Neurol 2005r; 18(4): 218–223.

Mucke L , et al. Neurotoxicity of amyloid β–protein: synaptic and network dysfunction. Cold Spring Harb Perspect Med 2012; 2.

Neafsey EJ, et al. Moderate alcohol consumption and cognitive risk. Neuropsychiatr Dis 2011; Treat 7: 465–484.

Ng T–P, et al. Tea consumption and cognitive impairment and decline in older Chinese adults. Am J Clin Nutr 2008; 88:224–231.

Nishihira J Associations between Serum Omega–3 Fatty Acid Levels and Cognitive Functions among Community–Dwelling Octogenarians in Okinawa, Japan: The KOCOA Study. J Alzheimers Dis. 2016;51:857–66.

Nooyens AC et al. Consumption of alcoholic beverages and cognitive decline at middle age: the Doetinchem Cohort Study. Br J Nutr. 2014 Feb;111:715–23.

Orgogozo JM, et al. Wine consumption and dementia in the elderly: a prospective community study in the Bordeaux area. Rev Neurol (Paris) 1997; 153: 185–192.

Oslin DW, et al. Alcohol–related dementia: validation of diagnostic criteria. Am J Geriatr Psychiatry 2003;11: 441–447.

Panza F, et al. Alcohol consumption in mild cognitive impairment and dementia: harmful or neuroprotective? Int J Geriatr Psychiatry 2012;27: 1218–1238.

Pasinetti GM. Novel role of red wine–derived polyphenols in the prevention of Alzheimer's disease dementia and brain pathology: experimental approaches and clinical implications. Planta Med. 2015 Mar 11.

Pasinetti GM. Novel role of red wine–derived polyphenols in the prevention of Alzheimer's disease dementia and brain pathology:experimental approaches and clinical implications. Planta Med 2012;78: 1614–1619.

Pedersen NL. How heritable is Alzheimer's disease late in life? Findings from Swedish twins Ann Neurol. 2004; Feb:55(2)156–8.

Peters R, et al. Alcohol, dementia and cognitive decline in the elderly: a systematic review. Age Ageing 2008;37: 505–512.

Peterson DW, et al. Cinnamon extract inhibits tau aggregation associated with Alzheimer's disease in vitro. J Alzheimers Dis 2009 ;17(3): 585–97.

Piazza–Gardner AK, et al.The impact of alcohol on Alzheimer's disease: a systematic review. Aging Ment Health 2013;17: 133–146.

Prat et al. Constipation incidence and impact in medical critical care patients: importance of the definition criterion. European Journal of Gastroenterology & Hepatology 2016, 28:290 - 296.

Querfurth HW et al. Alzheimer's disease. N Engl J Med 2010:362: 329–344

Reitz C, et al. Effect of genetic variation in LRRTM3 on risk of Alzheimer disease. Arch Neurol 2012;69: 894–900.

Reynolds CA, et al. Serum lipid levels and cognitive change in late life. J Am Geriatr Soc 2010;58:501–509.

Richard Weinstein DC. 스트레스, 코티솔 그리고 완전한 건강(이희전 역). 서울;군자출판사.2010.

Ridderinkhof KR, et al. Alcohol consumption impairs detection of performance errors in mediofrontal cortex. Science 2002;298:2209–2211.

Ropper AH, Brown RH. Adams and Victor's Principles of Neurology, 8th edition, USA; McGrawHill, 2005.

Saczynski JS. Depressive symptoms and risk of dementia: the Framingham Heart Study . Neurology 2010 ; 75:35–41.

Shen J, et al. Omega–3 fatty acid supplement prevents development of intracranial atherosclerosis. Neuroscience. 2016 Aug 11;334:226–235.

Shen L, et al. Associations between Homocysteine, Folic Acid, Vitamin B12 and Alzheimer's Disease: Insights from Meta–Analyses. J Alzheimers Dis. 2015;46:777–90.

Smid SD, et al. Dietary polyphenol–derived protection against neurotoxic β–amyloid protein: from molecular to clinical. Food Funct. 2012 Dec;3:1242–50.

Smith D, et al. Vitamin B12 and cognition in the elderly. Am J Clin Nutr 2009;89 (suppl):707S–11S.

Stewart R, et al. Twenty six-Year Change in Total Cholesterol Levels and Incident Dementia. Arch Neurol 2007;64:103-107.

Sun ZK, et al. Effects of resveratrol on apoptosis in a rat model of vascular dementia. Exp Ther Med. 2014 Apr;7:843-848.

Sydenham E, et al. Omega 3 fatty acid for the prevention of cognitive decline and dementia Cochrane Database Syst Rev. 2012 Jun 13;6.

Toda A, et al. Changes in Mini-Mental State Examination score in Alzheimer's disease patients after stopping habitual drinking. Psychogeriatrics 2013;13: 94-98.

Truelsen T, et al. Copenhagen City Heart Study: Amount and type of alcohol and risk of dementia: The Copenhagen City Heart Study. Neurology 2002; 59: 1313-1319.

Tyas SL. Alcohol use and the risk of developing Alzheimer's disease. Alcohol Res Health 2001;25: 299-306.

Tyas SL. Are tobacco and alcohol use related to Alzheimer's disease? A critical assessment of the evidence and its implications. Addict Biol 1996;1: 237-254.

Tze-Pin N, et al. Curry consumption and cognitive function in the elderly. Am J Epidemiol 2006; 164:898-906.

Valenzuela MJ, et al. Brain reserve and dementia: a systematic review. Psychol Med 2006 ;36(4): 441-54.

Vlad SC, et al. Protective effects of NSAIDs on the development of Alzheimer Disease. Neurology 2008 May 6; 70:1672-1677.

Vogiatzoglou A, et al. Vitamin B12 status and rate of brain volume loss in community-dwelling elderly. Neurology 2008 ;9:71(11):826-32.

Wang J, et al. Moderate consumption of Cabernet Sauvignon attenuates Abeta neuropathology in a mouse model of Alzheimer's disease. FASEB J 2006;20: 2313-2320.

Weissenborn R, et al. Acute alcohol effects on cognitive function in social drinkers: their relationship to drinking habits. Psychopharmacology (Berl) 2003;165: 306-312.

Whitmer RA, et al. Midlife serum cholesterol and increased risk of Alzheimer's and vascular dementia three decades later. Dement Geriatric Cogn Disord 2009; 28(1): 75-80.

Whitmer RA, et al. Type 2 diabetes and risk of cognitive impairment and dementia. Curr Neurol Neurosci Rep 2007 ;7 (5): 373-80.

Wilkinson DA, et al. The chronic effects of alcohol on memory. A contrast between a unitary and dual system approach. Recent Dev Alcohol 1987; 5: 5-26.

Wilson RS, et al. Loneliness and risk of Alzheimer disease. Arch Gen Psychiatry, 2007; 64(2): 234–40.

Wilson RS, et al. Educational attainment and cognitive decline in old age, Neurology, 2009; 72;460–465.

Witte AV, et al. Long–chain omega–3 fatty acids improve brain function and structure in older adults. Cereb Cortex. 2014 Nov;24:3059–68.

Xu WL, et al. Uncontrolled diabetes increases the risk of Alzheimer's disease: a population –based cohort study. Diabetologia 2009 ; 52(6): 1031–9.

Xu Y, et al. Curcumin reverses impaired hippocampal neurogenesis and increases serotonin receptor 1A mRNA and brain–derived neurotrophic factor expression in chronically stressed rats. Brain Res. 2007 Aug 8;1162:9–18.

Yu L, et al. Multi–Vitamin B Supplementation Reverses Hypoxia–Induced Tau Hyperphosphorylation and Improves Memory Function in Adult Mice. J Alzheimers Dis. 2016 Aug 4.

Zhu W, et al. Relationship between ethanol–induced changes in brain regional metabolism and its motor, behavioural and cognitive effects. Alcohol Alcohol 2004; 39: 53–58.

강현숙, 임난영 외. 근거중심 기본간호학 II. 서울; 수문사, 2006.

김준명, 박은숙. 병원직원의 감염관리. 서울; 군자출판사, 2007.

대한신경과학회. 신경학 서울; 범문에듀케이션, 2012.

대한치매학회. 치매 – 임상적 접근. 안양;아카데미아, 2011.

대한뇌졸중학회. 뇌졸중: Textbook of stroke. 서울; E public, 2009.

대한병원감염관리학회. 의료기관의 감염관리. 서울; 한미의학,2011.

대한중환자의학회. 중환자의학. 서울; 군자출판사, 2006.

보건복지부. 요양보호사 표준교재. 서울; 보건복지부, 2011.

서울아산병원 감염관리실. 감염관리와 예방지침. 서울; 군자출판사.2009.

송경애, 박형숙 외. 기본간호학 II. 서울; 수문사, 2010.

양선희, 손영희 외. 기본간호학. 서울; 현문사, 2007.

에딩거 잭 D, 카니 콜린. 불면증 약 없이 극복하기: 인지행동치료적 접근. 서울; 청년의사, 2010.

원종순, 유재희 외. 기본간호 수기. 서울; 현문사, 2007.

이시형. 이시형처럼 살아라: 뇌의 원리로 30년 젊게 사는 이시형의 트리밍 건강법! = Small

steps, big changes. 서울; 비타북스, 헬스조선, 2012.
이준홍, 최선아 외. 요양 보호사 직무 교재. 서울; 국민 건강 보험 공단 직무교재 발간 위원회, 2013.
임영숙. 간호중재로서의 음악치료. 서울; 현문사, 2001.
최외선, 이근매 외. 마음을 나누는 미술치료. 서울; 학지사, 2006.
카퍼진. 100살 건강한 뇌의 비결: 뇌 의사들의 100가지 두뇌 건강법. 서울; 행복포럼, 2011.
켐벨 콜린, 켐벨 토마스. 무엇을 먹을 것인가. 서울; 열린과학, 2012.
한설희, 아워홈. 치매, 음식이 답이다: 치매를 예방해 주는 48가지 뇌 건강식. 서울; 싸이프레스, 2012.
한설희. 나 치매 아냐? 서울; 싸이프레스, 2013.
홍혜걸. (의사들이 말해주지 않는)건강 이야기: 국내 최초 의학전문기자 홍혜걸의 의학 교양서. 서울; 비온뒤, 2012.

대한고혈압학회 http://www.koreanhypertension.org/
대한뇌졸중학회 http://www.stroke.or.kr/
대한당뇨학회 http://www.diabetes.or.kr/
대한심장학회 http://www.circulation.or.kr/
대한지질학회 http://www.gskorea.or.kr/
대한치매학회 http://www.dementia.or.kr/
대한파킨슨병 및 이상운동질환학회 http://www.kmds.or.kr/
한국영양학회 http://www.kns.or.kr

치매 관련 기관 연락처/인터넷 접속 사이트

기관명	대표번호	홈페이지
중앙치매센터	1666 – 0921	www.nid.or.kr
중앙치매센터 치매상담 콜센터	1899 – 9988	
보건복지부 콜센터	129	www.129.go.kr
국민건강보험공단 노인장기요양보험 고객센터	1577 – 1000	www.longtermcare.or.kr
경찰청(실종노인)	182	www.safe182.go.kr
노인보호전문기관(노인학대)	1577 – 1389	www.noinboho.or.kr
독거노인종합지원센터	1661 – 2129	www.1661–2129.or.kr
고령자 치매후견센터(한국치매협회)	02 – 766 – 0710	www.silverweb.or.kr
한국치매가족협회	02 – 431 – 9963	www.alzza.or.kr
복지로/보건복지부 콜센터	129	www.bokjiro.go.kr